**Die hCG Diät**

**Wichtiger Hinweis für alle Leserinnen und Leser:**

Die in diesem Buch veröffentlichten Inhalte und Ratschläge wurden von der Autorin und dem Verlag mit größter Sorgfalt recherchiert, erarbeitet und überprüft. Eine Garantie für die Inhalte kann jedoch weder von der Verfasserin noch vom Verlag übernommen werden. Des Weiteren wird eine Haftung von Seiten des Verlages sowie der Verfasserin ausgeschlossen für irgendwelche Sach-, Personen- und Vermögensschäden, die sich bei der Anwendung der Informationen in diesem Buch ergeben sollten. Jede Leserin und jeder Leser sollte mit seiner Gesundheit und den Informationen in diesem Buch verantwortungsbewusst umgehen und sich bei Beschwerden und Krankheiten rechtzeitig therapeutischen Rat einholen.

Anne Hild:
**Die hCG Diät**
© Aurum in Kamphausen Media GmbH,
Bielefeld 2011
info@kamphausen.media

www.kamphausen.media

Fachlektorat: Dr. Anja Schemionek
Buchgestaltung: Claudia Schlutter | sichtbar gestaltet
Abbildungen: Fotolia.com, iStockphoto.com, Shutterstock.com (Einzelbildnachweis siehe Anhang)
Druck: Westermann Druck, Zwickau

19. Auflage 2018

Bibliografische Information der Deutschen Nationalbibliothek:
Die Deutsche Nationalbibliothek verzeichnet diese Publikation in der Deutschen Nationalbibliografie; detaillierte bibliografische Daten sind im Internet über http://dnb.d-nb.de abrufbar.

ISBN 978-3-89901-539-3
ISBN E-Book 978-3-89901-611-6

Alle Rechte der Verbreitung, auch durch Funk, Fernsehen und sonstige Kommunikationsmittel, fotomechanische oder vertonte Wiedergabe sowie des auszugsweisen Nachdrucks vorbehalten.

**ANNE HILD**

# *Die* hCG *Diät*

Gezielt und dauerhaft abnehmen an den Problemzonen und sich dabei rundum wohl fühlen

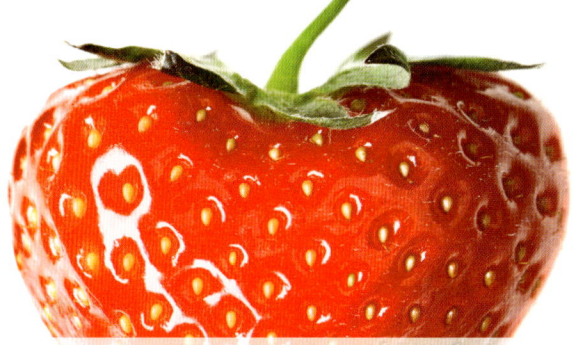

*Das geheime Wissen
der Reichen, Schönen & Prominenten*

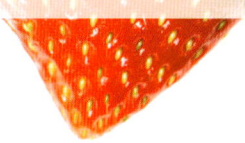

AURUM

# Inhalt

- 7 Vorwort
- 8 **Das Diät-Geheimnis der Reichen und Schönen**
  - 9 Von schwangeren Frauen und fetten Jungs
  - 11 Spritzen für die Spitzen der Gesellschaft
  - 12 Amerika wird aufmerksam
- 14 **Unser Gewicht – viele Einflüsse von innen und außen**
  - 14 Unser Körpergewicht und die Hormone Insulin, Östrogen & Co
  - 17 Das schwere Erbe aus der Urzeit – der Jo-Jo-Effekt
- 18 **Weg vom Jo-Jo-Effekt – das Fettkiller-Hormon hCG**
  - 21 Wie wirkt das hCG-Abnehmprogramm?
  - 22 • Die konservativen Methoden: hCG-Spritzen oder hCG-Tropfen-Einnahme
  - 22 • Der moderne Weg: hCG als Information
  - 26 Unterschiede zwischen Frauen und Männern
- 28 **Das hCG-Abnehmprogramm – was Sie erwartet**
  - 29 Die Vorbereitungsphase: zwei Tage Völlerei
  - 29 Das Herz der hCG-Diät: drei magere Wochen
  - 34 Mit der Stabilisierungsphase den Erfolg sichern
  - 36 Was sonst noch wichtig ist
  - 36 • Risikogruppen und was sie beachten sollten
  - 36 • Unterstützende Vitalstoffe
  - 37 • Die Vitalstoffe im Einzelnen
  - 40 • Ein Kapitel für sich: Aminosäuren, die Bausteine des Lebens
  - 44 • Übersäuerung, Gesundheit und Gewicht
  - 46 • Psyche und Motivation während des hCG-Abnehmprogrammes
  - 48 Kritische Stimmen zum hCG-Abnehmprogramm
  - 51 Erfahrungsberichte mit dem hCG-Abnehmprogramm

| | |
|---|---|
| 58 | **Häufig gestellte Fragen zur hCG-Kur** |
| 58 | Allgemeine Fragen zur hCG-Kur |
| 60 | Fragen zur hCG-Diätkernphase |
| 66 | Fragen zur Stabilisierungsphase |
| 67 | Fragen nach der Kur |
| | |
| 68 | **Die 13 häufigsten Stolpersteine** |

# 71 Die Praxis – Schritt für Schritt

| | |
|---|---|
| 72 | **Die Planung** |
| 72 | Die Checkliste |
| 74 | Das sollten Sie im Haus haben \| 1. EINKAUFSLISTE |
| | |
| 76 | **Die Vorbereitungsphase – die zwei »glücklichen Schlemmertage«** |
| 76 | Das Essen an den Vorbereitungstagen |
| 77 | Die Einnahme der Tropfen |
| 79 | So könnte Ihr Tagesablauf aussehen |
| | |
| 80 | **Die Diätphase – 21 Tage mit je 500 Kalorien** |
| 80 | Geeignete Lebensmittel |
| 88 | Die ersten drei Diät-Tage \| 2. EINKAUFSLISTE |
| 97 | Unvorhergesehenes, Sündigen und der Hunger |
| 98 | Die letzten vier Tage der ersten Diätwoche \| 3. EINKAUFSLISTE |
| 111 | Weitere Rezepte – die zweite und die dritte Woche Ihrer Diätphase |
| | |
| 132 | **Die Stabilisierungsphase – 21 Tage zur Sicherung Ihres Erfolgs** |
| 134 | Das Ende der Diät: Juchhu statt Jo-Jo! |
| | |
| 136 | **Anhang** |
| 136 | Erfolgskontrolle Körpermaße |
| 137 | Erfolgskontrolle Gewicht |
| 138 | Kalorientabelle |
| 140 | Wichtiger Hinweis: Globuli in höheren Potenzen |
| 141 | Nützliche Links und Literaturhinweise |

# Vorwort

Seit mehreren Jahren beschäftige ich mich als Heilpraktikerin und klassische Homöopathin mit dem Einfluss von Hormonen auf unsere Gesundheit und unser Wohlbefinden. Immer wieder habe ich währenddessen bei mir selbst und bei anderen Menschen die Beobachtung gemacht, wie allumfassend die Auswirkungen auf Körper und Psyche sind, wenn die Hormone aus der Balance geraten.

Sehr häufig gehört auch das Symptom des scheinbar ›diätresistenten‹ Übergewichts mit zu den unangenehmen und unerwünschten Folgen einer solchen Hormondysbalance.

In diesem Zusammenhang habe ich mir oft die Frage gestellt, warum noch keine wirklich praktikable Lösung für das Abnehmen gefunden wurde. Ich konnte beobachten, wie Menschen durch eine Therapie mit naturidentischen oder homöopathisch aufbereiteten Hormonen ihr Wohlbefinden wiedererlangten. Besonders jene Phasen, in denen es häufig zu Gewichtszunahmen kommt, konnten durch natürliche Hormone positiv beeinflusst werden: Pubertät, Schwangerschaft, Dauerstress und die Jahre vor und nach den Wechseljahren. Als ein positiver Nebeneffekt sank auch das Gewicht der Patienten oft signifikant. Aber was ist mit all den anderen Menschen, die keine natürliche Hormontherapie machen und ist das wirklich der Weisheit letzter Schluss?

Ich finde es immer wieder faszinierend, wie sich eine Lösung oft nicht durch Nachdenken, Suchen oder Hinterherlaufen zeigt, sondern ganz plötzlich da ist, wenn die Zeit dafür reif ist. So bin ich schließlich auf einen körpereigenen Botenstoff gestoßen, dem eine fettabbauende Wirkung zugeschrieben wird und der die Kraft hat, uns ganz einfach von überflüssigen Fettreserven zu befreien. Sie werden jetzt vielleicht sagen: »Schon wieder eine neue Diät!« Ja, tatsächlich, allerdings keine neue Diät, sondern ein Abnehmprogramm, das es schon seit über 50 Jahre erfolgreich gibt, es war nur bisher der sogenannten ›Upperclass‹ vorbehalten, die dieses Wissen die ganze Zeit als Geheimnis hütete. Das Neue an dem jetzt in diesem Buch veröffentlichten Diätprogramm ist, dass dieses Abnehmprogramm nicht mehr wenigen ›gut betuchten‹ Eingeweihten vorbehalten ist, sondern von Jederfrau und Jedermann gemacht werden kann. Wie das genau geht und alles, was Sie dazu wissen müssen, erfahren Sie in diesem Buch.

Ich wünsche Ihnen viel Spaß beim Lesen und viel Erfolg bei Ihrem hCG-Abnehmprogramm!

Ihre Anne Hild

# Das Diät-Geheimnis der Reichen und Schönen

Die Zeit ist reif, ein Geheimnis zu lüften. Ein Geheimnis, das die Berühmten und Reichen seit mehr als 50 Jahren hüten. Ein Geheimnis, das nur wenigen Ärzten bekannt ist und nur in exklusiven und diskreten Privatkliniken in Rom, Genf, Marbella und Kalifornien in teuren Spezialkuren angewandt wird. Das Geheimnis der Schlanken und Schönen, wie sie fit und wohlproportioniert bleiben können oder schnell wieder werden.

Immer wieder wird in den Hochglanzmagazinen und TV-Sendungen in aller Welt die Frage gestellt: Wie kann es eigentlich sein, dass zum Beispiel die amerikanische Filmschauspielerin Renée Zellweger kurz nach den Dreharbeiten zu den ›Bridget Jones‹-Filmen, in denen sie ein liebenswertes Pummelchen spielt, wieder mit Modelfigur über den ›roten Teppich‹ schwebt? Oder wie gelingt es Prominenten wie Heidi Klum oder Catherine Zeta Jones nur wenige Wochen nach der Geburt eines Kindes im eng anliegenden Abendkleid vor die Kameras zu treten, ohne dass man noch irgendwo an ihnen ›Schwangerschaftsspeck‹ finden könnte? Wie hat es schon in den 1990er-Jahren die Hollywood-Diva Liz Taylor angestellt, zur Glamour-Hochzeit mit Larry Fortensky in einem Kleid Größe 38 zu erscheinen, obwohl sie sich wenige Wochen zuvor noch in Größe 42 zwängen musste? Und wie gelang es bereits in den 1960er-Jahren Sophia Loren ihre absolute Traumfigur zu halten oder Marcello Mastroianni immer das ›Mannsbild‹ schlechthin zu präsentieren?

Seit mehr als einem halben Jahrhundert wird DAS Diät-Patentrezept in der Welt der Promis nur von Mund zu Mund weitergegeben. Verschwiegenheit war – und ist immer noch! – für die Ärzte und die privaten Kliniken, die die Top-Abnehmkur anbieten, oberstes Gebot. Dazu kommt, dass diese Diät-Kur teuer ist, richtig teuer! Mehrere tausend Euro sind fällig, um in wenigen Wochen sein Wunschgewicht zu erreichen und dauerhaft zu halten.

All das soll sich ab sofort mit diesem Buch ändern! Es ist soweit, den so gut verbergenden Vorhang endlich zu heben und über diese spektakuläre Diät zu berichten. Eine Diät mit der Kraft der Hormone ohne gefürchteten Jo-Jo-Effekt und der Gefahr einer faltigen, schlaffen Haut, aber dafür mit der sanften Umstellung von Stoffwechselfunktionen, sodass bei Frau und Mann der ›Wohlstandsbauch‹, die ›Rettungsringe‹ und das ›Hüftgold‹ bald der Vergangenheit angehören und getrost vergessen bleiben können.

## Von schwangeren Frauen und fetten Jungs

Die Entdeckung der kilokillenden Promi-Diät verdankt die Welt dem britischen Arzt Dr. A.T.W. Simeons. Geboren in London vor dem 2. Weltkrieg studierte Simeons Medizin und machte an der Universität in Heidelberg seinen Abschluss mit der Bestnote summa cum laude. Danach arbeitete er unter anderem in Hamburg im auch heute noch weltbekannten Institut für Tropenmedizin. Dazu muss man bedenken, dass Großbritannien in den 1930er-Jahren noch eine große Kolonialmacht war, die viele ihrer Beamten und Soldaten in die eroberten tropischen Gebiete schickte. Für einen englischen Arzt war es deshalb nicht ungewöhnlich, sich mit Tropenmedizin zu beschäftigen, denn zu jener Zeit waren Tropenkrankheiten weitgehend unerforscht und ein ernstes Problem für das British Empire und seine Bediensteten, die ihre Dienstzeit in den Dschungeln von Asien und Afrika ableisteten. Bekannt wurde Dr. Simeons zunächst durch seine Verdienste im Kampf gegen die Malaria. Er erhielt sogar von der englischen Königin einen Orden für seine medizinischen Arbeiten.

Doch dem wissbegierigen Dr. Simeons reichte das Gebiet der exotischen Krankheiten nicht. Er schaute weit über seinen Tellerrand hinaus und beschäftigte sich intensiv mit psychosomatischen Krankheiten, mit Hormonen und schließlich wendete er sich den Problemen Übergewicht und Fettleibigkeit zu. Die allgemein gültige Lehrmeinung zu Fettleibigkeit war (und ist es bei manchen Therapeuten heute noch) sehr simpel: Übergewichtige Menschen essen zu viel und bewegen sich zu wenig. Doch Dr. Simeons stellte die Frage, ob dies wohl tatsächlich die ganze Wahrheit ist. Denn er beobachtete in den fremden Ländern, die er bereiste, ein Phänomen, das ihn daran zweifeln ließ: Er sah Menschen, die jeden Tag nur sehr wenig aßen, sich noch dazu körperlich stark anstrengen mussten und trotzdem zunahmen. Das passte nicht in die beschriebene simple Logik der Medizin. So begann Simeons seine detektivische Suche nach den Ursachen vom Dicksein und Dickwerden. Jahrelang beschäftigte sich Dr. Simeons intensiv mit der Schilddrüse, der Hypophyse, den Nebennieren, der Bauspeicheldrüse, der Gallenblase und anderen Organen und Drüsen. Am Ende seiner 16-jährigen Forschungen hatte Simeons die Vermutung, dass der Schlüssel für die Fettleibigkeit im Zwischenhirn liegt, in einer Hirnregion, in dem sich Thalamus und Hypothalamus befinden.

Der Durchbruch gelang Dr. Simeons schließlich bei der Auswertung von Daten über schwangere Frauen in Indien. Diese meist zierlichen Frauen verrichteten Tag für Tag harte Feldarbeit, legten lange Strecken zu Fuß zurück und nahmen nur relativ wenig Kalorien auf. Dabei verspürten die Frauen kein Hungergefühl und schadeten auch ihren ungeborenen Kindern nicht. Sie brachten gesunde, normalgewichtige Babys zur Welt. Und das Erstaunlichste war, die indischen Frauen wurden nach der Geburt ihrer Kinder sehr schnell wieder schlank. Schon bald fand Dr. Simeons heraus, dass dieser Effekt einem menschlichen Schwangerschaftshormon zuzuschreiben ist, dem ›humanen Choriongonadotropin‹, kurz hCG genannt. *(s.Kasten)*

Eine weitere Beobachtung von Dr. Simeons bestätigte seine These: Jungen mit einer Störung

### INFO

## hCG – humanes Choriongonadotropin

Das Hormon hCG (humanes ChorionGonadotropin) wird von jedem Menschen in geringen Mengen in der Hypophyse (Hirnanhangsdrüse) und bei Männern auch im Hoden gebildet. Während einer Schwangerschaft kommt bei Frauen die Plazenta (Mutterkuchen) als Bildungsort hinzu. hCG ist für den Erhalt einer Schwangerschaft wesentlich und besonders zu Beginn sehr bedeutsam. Die hCG-Blutwerte einer Schwangeren steigen zu Beginn der Schwangerschaft enorm an, sie verdoppeln sich zuerst etwa alle zwei Tage, später verlangsamt sich die Verdopplungsrate. Ab der 12. Schwangerschaftswoche sinkt der hCG-Wert wieder ab, bleibt jedoch gegenüber den Normalwerten deutlich erhöht. Fast alle herkömmlichen Schwangerschaftstests funktionieren über einen Nachweis von hCG.

Therapeutisch wird hCG bei Jungen mit Hodenhochstand und Männern mit Hodenschrumpfung eingesetzt, sowie bei beiden Geschlechtern bei der Behandlung von hormonbedingter Unfruchtbarkeit.

Der Körper speichert das Hormon hCG nicht. Sowohl das selbst produzierte als auch das zur Therapie verabreichte hCG wird nach nur wenigen Tagen komplett ausgeschieden.

Interessant ist, dass hCG für die Medikamentenproduktion meist noch aus natürlichen Quellen (Urin Schwangerer) gewonnen wird und nicht synthetisch verändert hergestellt wird, wie es bei Hormonpräparaten wie der ›Pille‹ oder für die Hormonersatztherapie der Normalfall ist.

der Sexualorgane, entwickeln einen unstillbaren Heißhunger, sie werden zu ›Fat Boys‹ (fetten Jungs) mit abnormal großen Brüsten, dicken Hüften, einem dicken Po und viel Fett am Bauch. Indische Ärzte behandelten diese ›Fat Boys‹ mit geringen Mengen des Hormons hCG. Als Folge verloren die Jungen ihren Heißhunger und ihre Körperformen normalisierten sich.

Bei den von Dr. Simeons beobachteten Phänomenen ist eines gemeinsam: hCG wirkt auf der Ebene der Hypophyse und des Hypothalamus auf die hormonellen Regelkreise ein. Das bewirkt im Körper eine Veränderung, er geht plötzlich mit Fettspeichern anders um: Besonders die ›Problemzonen‹ Bauch, Oberschenkel und Hüfte werden angeregt, ihr Fett freizusetzen. Fett, an das normalerweise nur sehr schwer heranzukommen ist mit Diäten oder Sport.

Dr. Simeons größte Entdeckung war es also, dass Übergewicht durch eine Art ›Fehlfunktion‹ im Gehirn mit verursacht werden kann. Eine Entdeckung, die jetzt, da die Geheimhaltung der ›Upperclass‹ beendet ist, die bisherigen Lehrmeinungen über Fettleibigkeit revolutionieren könnte!

## Spritzen für die Spitzen der Gesellschaft

1949 ließ sich Dr. Simeons in Rom nieder und wurde am Salvator Mundi International Hospital zu einem der gefragtesten Diät-Experten. Und das zu einer Zeit, als die Menschen andere Probleme hatten als Abnehmkuren! In den frühen 1950er-Jahren war – anders als heute – Übergewicht oder gar Fettleibigkeit nicht weit verbreitet. Ganz im Gegenteil! Wenige Jahre nach Ende des zweiten Weltkrieges litten viele Menschen immer noch unter Entbehrungen und hatten eher wenig zu essen. Hunger und Abmagerung waren damals viel häufiger anzutreffen als Fettsucht. Übergewicht war – wenn überhaupt – nur für eine sehr kleine Zielgruppe ein Thema: für die Reichen. Sie hatten Nahrung im Überfluss, mussten keine schwere körperliche Arbeit leisten und bewegten sich wenig. Ein ideales Klientel für Dr. Simeons, der aus den Ergebnissen seiner jahrelangen Forschung eine Abnehmkur entwickelte und diese als »The Weight Loss Cure Protocol« Ende der 1960er-Jahre veröffentlichte. Im Kern bestand die Kur aus einer dreiwöchigen strengen Diät mit nur 500 Kilokalorien am Tag und regelmäßigen Spritzen des Hormons hCG.

Die Kur wirkte schnell und effektiv. Es sprach sich in den Königshäusern, bei den Wohlhabenden der Welt wie auch bei den Stars und Sternchen in Rom und Hollywood bald herum, dass die Simeons-Kur wirklich half, Wunschgewicht und -körperformen zu erreichen und auch zu halten – und die High-Society ließ es sich viel Geld kosten, diese Kur bei Dr. Simeons zu machen! Anders als heute blieben alle Beteiligten jedoch diskret. Es schickte sich nicht, öffentlich über Abnehmen und Diäten zu sprechen und niemand wollte darüber in der Presse lesen. So blieb die Entdeckung des britischen Mediziners lange Zeit ein Geheimtipp.

Das änderte sich auch nach dem Tod von Dr. Simeons im Jahr 1970 erst einmal nicht. In nach wie vor verschwiegenen Privatkliniken behandelten Mediziner ihre wohlhabenden Kunden mit der aufwändigen und teuren Spritzenkur. Die Prominenten tauchten für ein paar Wochen in die geschützte Atmosphäre einer Privatklinik ab und kehrten danach rank und schlank und um ein paar tausend Euro erleichtert in ihr gewohntes Leben zurück.

Neben der Methode, die hCG-Dosis zu spritzen, was für viele Patienten nicht angenehm ist, wird in den Kliniken bald auch die Einnahme von hCG in Tropfenform angeboten. Die Wirksamkeit dieser Methode belegt Dr. Daniel Belluscio 1994 in seinem Oral hCG Research Center in Buenos Aires aufgrund seiner Erfahrung und mit einer Studie an über 6000 Patienten.

## Amerika wird aufmerksam

Seit einigen Jahrzehnten sind Übergewicht und Fettleibigkeit ein weltweit – im wahrsten Sinne des Wortes – zunehmendes Problem. Es trifft nun ganz und gar nicht mehr nur einige Wohlhabende: Laut Weltgesundheitsorganisation sind 69,4 % der US-Amerikaner über 20 Jahre übergewichtig; und auch in Europa sieht es nicht besser aus: 54,8 % der Deutschen, 44,3 % der Schweizer und 49,6 % der Österreicher sind zu dick!

Kein Wunder also, dass in den USA im Jahr 2007 ein Buch wie eine Bombe einschlug, das sich zum ersten Mal publikumswirksam mit der hCG-Abnehmkur befasst. Kevin Trudeau, der Autor des Bestsellers »The Weight Loss Cure« weiß, wovon er schreibt. Schon als Kind hatte er Übergewicht und kämpfte sein ganzes Leben lang mit den Pfunden. Nach eigener Aussage las er über 300 Diät-Bücher und probierte jede Diät aus, die ihm ›über den Weg lief‹, jedoch meist ohne langfristigen Erfolg. Völlig frustriert reiste er nach Bayern und besuchte eine Anti-Aging-Klinik, um eine Frischzellentherapie zu machen. Dort lernte er ›Dr. Fritz‹ kennen, den Leiter der Klinik, der ihm von der revolutionären Abnehmkur eines britischen Arztes mit Namen Dr. Simeons erzählte. Trudeau machte die hCG-Kur und war begeistert. Er entwickelte die ursprüngliche Kur von Dr. Simeons weiter indem er sie um Bestandteile aus anderen natürlichen Kuren ergänzte.

In letzter Zeit berichten endlich auch hierzulande Zeitschriften und Fernsehsendungen über die Möglichkeit mit dem Hormon hCG einfach und sicher abzunehmen. Mit Überschriften wie: »Schlank um jeden Preis? Gezielt Fettpölsterchen abschmelzen und in kürzester Zeit zur Traumfigur kommen« (Cover, Mai 2011) oder: »Spritze der Gesellschaft. Wer jetzt abnehmen will, lässt sich Hormone verabreichen. Mit dieser Methode wurde unser Autor ganze zwölf Kilo los – und 3.400 Euro« (GQ, Mai 2011). Auch die Bunte berichtete bereits 2010 darüber: »Psst, hier wird man dünn! hCG-Abnehmkur ist ein großes Geheimnis in Hollywood. Bunte hat sie getestet.« Und nun kommt endlich dieses Buch und damit die Gelegenheit für jede(n) Abnehmwillige(n), es selbst zu testen – einfach und günstig bei sich daheim! Was dabei wichtig ist, wie es geht und wie Sie das Abnehmprogramm ganz konkret bei sich zu Hause umsetzen, alle Informationen dazu finden Sie kompakt zusammengestellt in diesem Buch!

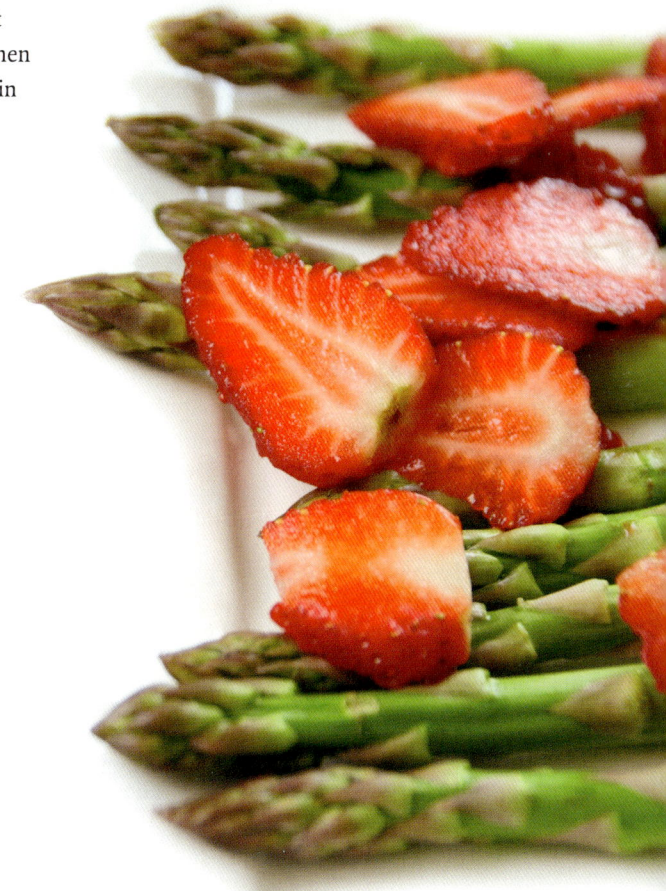

# Unser Gewicht – viele Einflüsse von innen und außen

Bis heute gilt die weitverbreitete Meinung, dass neben einer falschen Ernährung hauptsächlich die Schilddrüse und bestimmte Fette für Übergewicht verantwortlich seien.

Selbstverständlich ist die Ernährung ein wesentlicher Faktor bei der Entstehung von Übergewicht. Jeder Mensch, der mehr Kalorien zu sich nimmt als er verbraucht, wird auf lange Sicht unweigerlich an Körpergewicht zunehmen. Das soll hier nicht in Abrede gestellt werden. Jedoch gibt es noch deutlich mehr Einflüsse. Erst in den letzten Jahren konnte gezeigt werden, dass das Körpergewicht sehr stark durch Hormone beeinflusst wird und ein hormonelles Ungleichgewicht ein in jeder Hinsicht schwerwiegender Hintergrund sein kann für ein scheinbar ›diätresistentes Hüftgold‹ und andere Fettansammlungen.

## Unser Körpergewicht und die Hormone Insulin, Östrogen & Co

Insulin ist auch ein Hormon, das mit unserem Körpergewicht in enger Beziehung steht. Es wird von der Bauchspeicheldrüse ständig ins Blut abgegeben, besonders dann, wenn der Zuckeranteil unseres Blutes steigt. Das ist zum Beispiel durch eine Mahlzeit der Fall, die Zucker oder andere Kohlenhydrate enthält. Das Insulin ermöglicht die Aufnahme von Zucker (Glucose) in die Körperzellen und senkt so den Blutzucker wieder.

Werden sehr viele sogenannte schnell wirksame Kohlenhydrate gegessen (Zucker, Weißmehl, Süßigkeiten etc.), dann erhöht sich der Blutzucker rasant, der Körper versucht schnell und stark gegenzusteuern und gibt zu viel Insulin ab. Der Blutzucker sinkt rapide und tief ab und das steigert erneut unser Hungergefühl und vor allem die Gier nach Süßem, also nach wiederum schnell wirkenden Kohlenhydraten. Ein Teufelskreis! Unschwer nimmt man auf diese Weise deutlich mehr Kalorien zu sich, als man verbrauchen kann.

Hinzu kommt, dass Insulin diese Kalorien alle in die Zellen schleust. Dort werden sie aber nicht gebraucht und daher in Fett umgewandelt und als lästige Fettdepots abgelagert. Es empfiehlt sich also, seine Blutzucker- und Insulinspiegel konstant niedrig zu halten und deren Schwankungen zu vermeiden. Am besten erreicht man das, indem man schnell wirksame Kohlenhydrate erst gar nicht zu sich nimmt.

Stattdessen können komplexe Kohlenhydrate gegessen werden, wie sie zum Beispiel in Hülsenfrüchten und Vollkornprodukten vorkommen.

Insulin hat noch einen weiteren negativen Effekt auf das Körpergewicht: Es hemmt den Fettabbau. Ein weiterer, guter Grund, den Insulinspiegel niedrig zu halten und seine Lebensmittel klug auszuwählen.

Und auch andere Hormone haben Auswirkungen auf das Körpergewicht: Das Hormon Leptin ist verantwortlich für unser Sättigungsgefühl. Es signalisiert uns, wenn wir satt sind. Bei stark übergewichtigen Menschen mit einem zu hohen Bodymass-Index funktioniert dieser Mechanismus nicht mehr. Trotz hoher Leptinausschüttung setzt kein Sättigungsgefühl mehr ein. Viele adipöse Menschen entwickeln mit der Zeit eine sogenannte Leptin-Resistenz, das heißt, sie reagieren nicht mehr ausreichend auf das Hormon, ihr Hungergefühl bleibt trotz großer Essenmengen und Fettreserven bestehen, ein ähnlicher Mechanismus, wie wir ihn bereits bei einer Insulin-Resistenz kennen. Die Diät hilft bei einem Reset dieser Mechanismen.

Wenn mit zunehmendem Alter bei Frauen und Männern weniger Sexualhormone gebildet werden, kommen auch deren Wirkungen auf das Gewicht zum Tragen: Eines der ersten Hormone, dessen Produktion nachlässt, ist Progesteron – ein Gegenspieler der Östrogene. So kann ein Ungleichgewicht zwischen den beiden Hormonen entstehen, eine sogenannte Östrogendominanz ist die Folge. Das nicht ausbalancierte Östrogen erleichtert die Einlagerung von Fett ins Gewebe und es entsteht hartnäckiges Übergewicht. Bei übergewichtigen Frauen und Männern kommt hinzu, dass Fettgewebe selbst wiederum Östrogene bildet. Je gewichtiger der Mensch, desto mehr Östrogene produziert er. Frauen fühlen sich dann oft wie aufgeblasen und leiden unter vermehrtem Fettgewebe am Bauch. Der Brustansatz bei Männern ist ein äußerliches Zeichen der Verweiblichung, ebenso wie Prostataprobleme.

---

**INFO**

### Hormone

Hormone sind Botenstoffe im Körper. Sie sind außerordentlich wichtig für das geordnete Zusammenspiel unserer Körperfunktionen. Auch wenn die meisten Menschen bei dem Wort ›Hormone‹ zuerst an die Sexualhormone Östrogen und Testosteron denken, gibt es noch sehr viele andere. Hormone regeln zum Beispiel neben unserer sexuellen Lust und all dem, was die Fortpflanzung betrifft, auch unseren Stoffwechsel, den Wasserhaushalt unseres Körpers, den Blutdruck, die Herzfrequenz, die Körpertemperatur und vieles andere mehr.

Der gesunde Fettanteil bei Frauen im mittleren Alter (etwa 45 Jahre) sollte zwischen 25 % und 30 % ihres Körpergewichts liegen, bei Männern desselben Alters zwischen 20 % und 25 %.

Kommt zum Mangel an Progesteron und einer Östrogendominanz das Absinken der männlichen Hormone (Androgene) und ein Ansteigen des Leptins dazu, womöglich auch noch eine Schilddrüsenunterfunktion (Hypothyreose), so sind die häufigsten Hormondysbalancen als Ursachen für eine Gewichtszunahme in der zweiten Lebenshälfte gegeben und Abnehmen wird extrem schwer. Die Schilddrüse ist ein ›Taktgeber‹ für den gesamten Stoffwechsel und Testosteron fördert den Fettabbau und ist wichtig für den Aufbau von Muskelgewebe. Verschwindet

> **INFO**
>
> ### Östrogendominanz?!
>
> Eigentlich wird Frauen, die in die Wechseljahre kommen, immer davon erzählt, dass ihnen Östrogen fehle und eventuell auftretende Beschwerden die Folge davon seien. Dieser Mythos vom Östrogenmangel hält sich hartnäckig und immer noch verschreiben Ärzte Frauen in den Wechseljahren synthetische Östrogene (sogenannte Hormonersatztherapie). Dabei haben viele Frauen, aber auch immer mehr Männer, bedingt durch Faktoren wie Übergewicht, Pille, Hormonspirale, Stress, Rauchen, Ernährung (Östrogene im Fleisch), Hormone im Trinkwasser, östrogenähnlich wirkende Weichmacher in Plastikprodukten und anderes mehr einen Östrogenüberschuss. Kommt dann noch ein absinkender Progesteronspiegel hinzu, werden die Auswirkungen noch heftiger.
>
> Ein solcher Progesteronmangel kann eine große Anzahl unterschiedlicher Symptome und Beschwerden hervorrufen: Herzrhythmusstörungen, Blasenprobleme, Migräne und Kopfschmerzen, Konzentrationsstörungen, Vergesslichkeit, Depressionen, plötzlich auftretende Aggressionen, Gefühl von Sinnlosigkeit, Schilddrüsenfunktionsstörungen, Fetteinlagerungen, Schlafstörungen, Muskel- und Gelenkschmerzen, erhöhtes Risiko für Thrombose, Herzinfarkt, Schlaganfall und Krebs. Bei Frauen oft Zysten und Myome, PMS (Schmerzen vor der Regel), Unfruchtbarkeit, Frühaborte, heftige und zu lang andauernde Perioden, keine Lust auf Sex, Gemütsschwankungen, Wasseransammlungen und Gefühl des Aufgedunsenseins. Beim Mann zeigt sich die Dysbalance häufig in Prostataproblemen, Brustansatz und Verweiblichung.
>
> Mehr zum Thema Östrogendominanz finden Sie in dem Buch »Natürliche Hormontherapie« von Dr. med. A. Scheuernstuhl und HP Anne Hild, erschienen im Aurum Verlag, Bielefeld, ISBN 978-3-89901-958-2.

dieses Androgen langsam aus dem Körper, wie es zum Beispiel beim Älterwerden ganz normal ist, stellen sich schnell Fettpolster ein. Wer kennt sie nicht, die berühmten ›Schwimmreifen‹ der Männer und den ›Reiterspeck‹ bei Frauen, die sich schleichend entwickeln und nicht mehr weichen wollen. Auch andere Körperareale sind geschlechtsspezifisch prädestiniert für eine Fettzunahme: Hüften, Gesäß, die Oberschenkel sowie die Oberarme sind bei Frauen betroffen, und bei Männern konzentriert sich der Fettansatz an Bauch, unterem Rücken, den Seiten und im Gesicht – trotz sportlicher Aktivität und mancher Diät.

Auch das Hormon DHEA ist eine Vorstufe weiterer wichtiger Geschlechtshormone und für das Körpergewicht von Bedeutung. Einerseits fördert DHEA genau wie Testosteron den Fettabbau, aber seine Wirkung geht noch weit darüber hinaus. DHEA ist der Gegenspieler unseres Stresshormons Cortisol und u.a. wichtig für unsere Immunabwehr. In der Mitte des Lebens hat man jedoch nur noch halb so viel DHEA wie ein junger Mensch, das Cortisol aber steigt mit zunehmender Stressbelastung immer mehr an, das heißt, ein Cortisolüberschuss ist vorprogrammiert. Erhöhte Cortisol-Werte können zu Depressionen und Fettleibigkeit, zur Erhöhung des Blutzuckers, der Blutfette und zu einem steigenden Blutdruck führen. Das alles wirkt sich sehr nachteilig auf unsere Fettverteilung, unseren Stoffwechsel, unser Bindegewebe und auch auf unsere Libido aus.

Hormone haben also, wie wir gesehen haben, einen enormen Einfluss sowohl auf unser Gewicht als auch auf die Gewichtsverteilung. Wer schon weiß, dass sein Übergewicht sich nicht leicht beeinflussen lässt und vermutet, dass ein Hormonungleichgewicht dahinterstecken könnte, der tut gut daran, seine Hormone einmal untersuchen zu lassen. Ein einfacher Hormonspeicheltest kann darüber Auskunft geben.

## Das schwere Erbe aus der Urzeit – der Jo-Jo-Effekt

Wer schon einmal erfolgreich Gewicht verloren hat, der weiß, wie schnell es passieren kann, dass die mühsam abgehungerten Kilos wieder da sind – und gar noch ein paar mehr dazu: der Jo-Jo-Effekt! Dieser Effekt geht zurück auf eine uralte lebenserhaltende Einrichtung der Natur: Ist die Nahrung knapp, fährt der Körper seinen Stoffwechsel herunter, er läuft sozusagen im Sparprogramm, damit das Wenige, was zur Verfügung steht, reicht, um am Leben zu bleiben. Dabei kann der Körper nicht unterscheiden, ob freiwillig auf Nahrung verzichtet wird oder eine ›Hungersnot‹ eingetreten ist. Da Diäten grundsätzlich auf dem Prinzip der Kalorienreduktion beruhen, setzt dieser Mechanismus immer ein. Wenn wir nach einer Diät dann wieder normal essen, behält der Körper jedoch leider sein Sparprogramm noch eine Weile bei. Er will Reserven schaffen für die womöglich bald kommende nächste ›Hungersnot‹. Und schon ist er da, der Gewichtsanstieg nach der Diät: der Jo-Jo-Effekt!

Besonders stark ausgeprägt ist der Jo-Jo-Effekt bei Frauen. Da sie durch Schwangerschaft, Geburt und Stillen ganz direkt für das Überleben der Spezies Mensch sorgen, schützt die Natur sie in besonderem Maße, indem ihr Körper vermehrt Fett speichern kann. Dies stellt viel zusätzliche Energie bereit, die sie für sich und das Ungeborene in Hungerzeiten nutzen können.

Was als sinnvolle Maßnahme gedacht ist, hat leider den Nachteil, dass auch außerhalb von Schwangerschaftszeiten der Körper nicht bereit ist, seine Fettreserven, die für das Überleben der Art so wichtig sind, durch eine Diät aufzugeben. Genau an diesem Punkt setzt das Hormon hCG ein, dazu werden Sie in den nächsten Kapiteln noch viel Interessantes erfahren.

## Weg vom Jo-Jo-Effekt – das Fettkiller-Hormon hCG

Der Jo-Jo-Effekt macht unzähligen Übergewichtigen das Leben schwer – Frauen und auch Männern. Da liegt es doch nahe, sich der Mechanismen der Natur zu bedienen und den Fettlöse-Effekt einer Schwangerschaft auszunutzen!

Mit dem Hormon hCG können Frauen und Männer ihren Körper in einen Stoffwechselzustand versetzen, der einer Schwangerschaft in gewissen Punkten ähnlich ist: hCG ist es, was dem Körper einer werdenden Mutter bei Nahrungsknappheit signalisiert, auf im Körper gespeichertes Fett zurückzugreifen. Das führt dazu, dass sich bei Gabe von hCG (heute in Form von hormonfreien Tropfen) die hartnäckigen, ›meistgehassten‹ Fettpolster und -pölsterchen leicht und schnell lösen. Außerdem hat hCG noch einen äußerst positiven Nebeneffekt: Es ist daran beteiligt, dass die schwangere Frau sich in ihren besonderen neun Monaten gut und leistungsfähig fühlt. Fast jede Schwangere kann davon berichten, dass sie sich lange Zeiträume in ihrer Schwangerschaft energiegeladen und richtig wohl gefühlt hat – so richtig zum ›Bäumeausreißen‹! Eine willkommene Unterstützung beim Abnehmen!

All diese Zusammenhänge hat Dr. Simeons entdeckt. Seine spezielle hCG-Abnehmkur gibt es nun schon fast 60 Jahre. Er hat sie mit Tausenden Patienten beiderlei Geschlechts durchgeführt und keine unerwünschten Nebenwirkungen der Behandlung festgestellt.

1973 wurde im »American Journal of Clinical Nutrition« von einer Studie mit hCG berichtet: Die abnehmwilligen Patienten wurden dafür in zwei Gruppen aufgeteilt. Die erste Gruppe war die Kontrollgruppe und machte eine 500-Kalorien-Diät ohne hCG-Gaben, die zweite Gruppe bekam während derselben 500-Kalorien-Diät das Hormon hCG. Das Ergebnis war eindeutig: Die Personen der zweiten Gruppe mit der hCG-Gabe konnten einen signifikant höheren Gewichtsverlust verzeichnen, hatten wenig bis gar keinen Hunger und fühlten sich während der gesamten Diät ausgesprochen gut. Personen der Kontrollgruppe ohne hCG-Gaben zeigten hingegen geringere Gewichtsabnahmen und die üblichen Begleiterscheinungen, die während einer reinen Niedrigkaloriendiät zu erwarten sind: Hunger, Schwäche und Übelkeit.

Folgende Wirkungen des Hormons hCG können beim Abnehmen von enormer Bedeutung für Männer und Frauen sein:

**1.** Die Schilddrüse wird durch hCG angeregt, mehr Hormone zu bilden. Das führt zu einer allgemeinen Anregung des gesamten Stoffwechsels. Eine Folge davon ist, dass der Körper generell mehr Energie verbraucht, so gelingt es leichter, Fettdepots aufzulösen.

**2.** hCG hat einen positiven Einfluss auf die Bildung von männlichen Geschlechtshormonen (Androgenen), die bei beiden Geschlechtern die Mobilisierung der eingelagerten Fettdepots fördern. Gleichzeitig unterstützen Androgene den Aufbau von Muskelgewebe. Das bedeutet, dass eine hCG-Diät neben dem Abbau von Fettpolstern auch noch einen weiteren Einfluss auf die Körperformen nimmt, da sich vermehrt Muskeln aufbauen und sich die Formen straffen können. Auch eine Cellulite kann sich daher während dieser Kur deutlich verbessern bis ganz verschwinden. Außerdem wirken Androgene positiv auf Leistungsbereitschaft und Motivation.

**3.** hCG mobilisiert ganz speziell die besonders hartnäckigen Fettdepots an Bauch, Hüften und Oberschenkeln. hCG wirkt indirekt über die Stresshormone Adrenalin und Noradrenalin auf jene Problemzonen ein und auf eine ›massive Fettschmelze‹ hin.

### Professor Johannes Huber …

… Hormon-Experte von der Universitätsklinik für Frauenheilkunde in Wien sagt:

»hCG wirkt stimulierend auf die Schilddrüse, kurbelt den Stoffwechsel an und erleichtert so das Abnehmen!«

**4.** Der Hypothalamus stimuliert die Bildung und Ausschüttung von Hormonen. Folgende Hormone führen zu Übergewicht: Es werden zu viele Östrogene, zu viel Insulin, zu viel Leptin aber zu wenig Schilddrüsenhormone und Androgene (männliche Geschlechtshormone) gebildet. Durch die hCG Diät wird der Hypothalamus neu programmiert und ein Reset dieser Mechanismen erreicht.

**5.** hCG hilft, bei einer Diät den Blutzuckerspiegel auf einem normalen Niveau zu halten. Wenn wenig Energie durch Essen zugeführt wird, kann es bei einer normalen Diät leicht zu Schwächezuständen und Zittern kommen. hCG ist eines der Schwangerschaftshormone, die den Blutzuckerspiegel ganz natürlich ansteigen lassen. Dies macht sich das hCG-Abnehmprogramm segensreich zunutze. Der in der Schwangerschaft häufig auftretende ›Schwangerschaftsdiabetes‹ kommt dabei nicht zum Tragen, denn der Blutzucker ist eher zu niedrig und wird vom hCG nur in den normalen Bereich angehoben und nicht darüber hinaus.

Dr. Daniel Belluscio hat viele Jahre aktiv über hCG bei Fettleibigkeit geforscht. Ihm ist es insbesondere zu verdanken, dass es neben der hCG-Spritzen-Abnehmkur auch eine Kurform mit oral verabreichtem hCG gibt, also hCG, das geschluckt werden kann. Dr. Belluscio hat in seinem Oral hCG Research Centre in Buenos Aires im Jahr 1991 ein Forschungsprogramm gestartet und konnte schon 1994 eine umfassende Doppelblind-Studie veröffentlichen, die zeigt, dass auch hCG-Tropfen in Kombination mit einer sehr kalorienarmen Diät Fett aus bestimmten Fettdepots wirksamer mobilisieren kann als ein Placebo plus Diät allein.

Basierend auf seinen Studien und seiner über 20-jährigen Erfahrung bei der Behandlung von Übergewicht und auch jener Krankheiten, die mit Übergewicht in Zusammenhang stehen, kam Dr. Belluscio zu dem Schluss, dass die hCG-Abnehmkur eine sichere und sehr effektive Möglichkeit darstellt, schnell und dauerhaft Gewicht zu verlieren, und dies mit einem einfach durchzuführenden Programm ohne unerwünschte Nebenwirkungen.

Da Fettleibigkeit weltweit epidemische Ausmaße annimmt und beileibe nicht nur ein Schönheitsproblem ist, sondern massive gesundheitliche Störungen verursachen kann, ist es heute wichtiger denn je, wirksame Verfahren zu ihrer Behandlung zu kennen und den Beteiligten einfach zugänglich machen zu können. Das in diesem Buch vorgestellte hCG-Abnehmprogramm ist dafür wie geschaffen und damit vielleicht für viele Betroffene die bestmögliche Lösung ihres Übergewicht-Problems.

## Wie wirkt das hCG-Abnehmprogramm?

Die Niedrigkaloriendiät im hCG-Abnehmprogramm signalisiert dem Körper, dass er sich in einer Phase akuter Nahrungsknappheit befindet. Die Tropfen führen dazu, dass der Hypothalamus gespeicherte Fettreserven mobilisieren lässt und sie so für die täglich notwendige Energiebereitstellung zur Verfügung stehen. Das führt wiederum dazu, dass an jedem Diät-Tag etwa 1.500 bis 3.000 Kalorien körpereigenes Fett umgewandelt werden kann und einfach ›wegschmilzt‹. Daraus ergibt sich ein rasanter Gewichtsverlust von bis zu einem halben Kilogramm pro Tag! Die ersten Erfolge sind schnell sichtbar. Der Bauch wird flacher, Hüften und Oberschenkel gehen auf normale Proportionen zurück, Fettpolster an Oberarmen, Knien und am Rücken verschwinden. Die Haut wird schöner, der Körper wirkt durchtrainierter, denn hCG lässt den Körper genau an den ›Problemzonen‹ das Fett abbauen. Und wunderbarerweise fühlt man sich voller Energie und spürt so gut wie kein Hungergefühl. Man kann seinen normalen Alltag gut bewältigen und kann (und sollte auch) mäßig Sport treiben. Extreme Anstrengungen sollte man allerdings vermeiden.

Der größte Nutzen von hCG bei dem hier vorgestellten Programm zur Gewichtsreduzierung liegt natürlich in der Verbesserung des Stoffwechsels und dem positiven Einfluss auf die Stimmung sowie das Sättigungs- und Hungergefühl. Das macht sich besonders bei den Auswirkungen der geringen täglichen Essensmenge von 500 Kilokalorien und der strengen Kontrolle der gegessenen Lebensmittel im Programm bemerkbar. Genauere Angaben dazu finden Sie im folgenden Kapitel und im Sonderteil DIE PRAXIS am Ende dieses Buches.

Weiterhin macht kein Abnehmprogramm der Welt Sinn ohne eine Änderung des Essverhaltens in der Zeit nach der Diät. Sie können mit hCG zwar den Jo-Jo-Effekt direkt nach der Diät abschalten und Sie können die Diät dank hCG gut und bei Laune verkraften. Wenn Sie später jedoch wieder zu Ihrem gewohnten Ernährungsstil zurückkehren und zu viel und/oder falsch essen, werden Sie auch nach diesem Programm wieder zunehmen. Nicht so schnell wie beim Jo-Jo-Effekt, sondern langsam, aber unaufhaltsam. Daher ist eine Art ›Neuprogrammierung‹ Ihres Stoffwechsels und Ihrer Gewohnheiten vonnöten. Und auch dabei hilft Ihnen das hCG-Abnehmprogramm. Um diesen Effekt zu erreichen, müssen Sie allerdings darauf achten, dass die Einnahmedauer der Tropfen unbedingt mindestens 21 Tage beträgt.

Das hCG-Abnehmprogramm dieses Buches versetzt Sie also in die Lage, dass …

- Sie gesund und schnell Gewicht in kurzer Zeit verlieren, wie Sie es von keiner anderen Diät kennen.
- Sie die Diät ohne nennenswertes Hungergefühl durchlaufen werden.

- Sie während der Diät Ihre volle Leistungsfähigkeit erhalten.
- Sie gut drauf sind, da hCG stimmungsaufhellend wirkt.
- sich Ihre Körperkonturen positiv verändern und gestrafft werden.
- Ihre Haut frisch und geglättet aussieht.
- selbst Cellulite stark gebessert wird.
- Ihr Stoffwechsel umprogrammiert wird und Sie Ihre Essgewohnheiten nach dem Programm umgestellt haben.

### Die konservativen Methoden: hCG-Spritzen oder hCG-Tropfen-Einnahme

Bei der Original hCG-Kur verabreichte Dr. Simeons das Hormon als tägliche Spritze unter die Haut und empfahl keine Nahrungsergänzungen oder andere unterstützende Maßnahmen während und nach der hCG-Diät. Seine Forschungs- und Befundberichte konzentrierten sich hauptsächlich auf den Gewichtsverlust während der hCG-Diät. Nun muss man berücksichtigen, in welcher Zeit Dr. Simeons arbeitete: In den 1950er- und 1960er-Jahren war es noch nicht üblich (und vielleicht auch nicht nötig), den Körper zu entgiften und es war fast unbekannt, wie viele Vitamine, Mineralien und andere Vitalstoffe der Körper bekommen sollte. Es gab auch noch nicht so viele künstliche Zusatzstoffe im Essen und ebenso war das hormonelle Gleichgewicht in den meisten Fällen sicher nicht so stark durch Umwelteinflüsse belastet, wie es heute leider der Fall ist.

Für die konservative hCG-Spritzenkur war und ist in vielen Fällen der regelmäßige Besuch eines Arztes oder sogar der Aufenthalt in einer Spezialklinik erforderlich. Allein dieser Umstand macht die Kur zu einer teuren Angelegenheit. Für eine hCG-Spritzenkur werden schnell bis zu 4.000 Euro fällig. Hinzu kommt der Zeitaufwand, den der Betroffene für die Arztbesuche einplanen muss. Manche Kliniken entlassen ihre Klienten nach einer kurzen Anlernphase vor Ort mit der noch benötigten Spritzenanzahl nach Hause, wo sich die Abnehmwilligen diese dann selbst setzen müssen. Auch das ist nicht für jeden Menschen machbar.

### Der moderne Weg: hCG als Information

Erst seit kurzer Zeit stehen entweder Tropfen, die nach einem homöopathischen Verfahren hergestellt werden, oder eine völlig hormonfreie Variante, die als Nahrungsergänzung erhältlich ist, als einfach anzuwendende Alternativen zu einer aufwändigen hCG-Spritzenkur zur Verfügung.

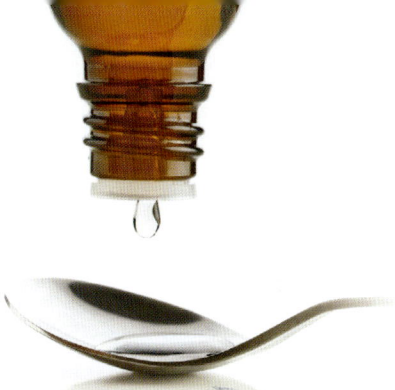

## INFO

### Ein kleiner Exkurs zur Homöopathie

Der deutsche Arzt Samuel Hahnemann entwickelte schon vor über 200 Jahren einen neuen Ansatz zur damals herrschenden Medizin, die sogenannte Allopathie. Dabei ging es ihm um eine Sichtweise, die den ganzen Menschen heilen und nicht nur einzelne Krankheitssymptome bekämpfen sollte.

»Die Homöotherapie ist eine Heilkunde, die ›sanft, schnell, gewiss und dauerhaft‹ zu heilen vermag, wenn sie richtig angewandt wird.« schrieb Hahnemann schon in jungen Jahren.

Eine zufällige Beobachtung in einem medizinischen Buch, welches Hahnemann übersetzte, ließ ihn aufhorchen: Das, was einen gesunden Menschen krank macht, kann einen kranken Menschen heilen. Diese Erkenntnis verhalf ihm in den folgenden Jahren zum wichtigsten Grundsatz der Homöopathie »Similia similibus curantur« was so viel heißt wie »Ähnliches wird durch Ähnliches geheilt«. Diesen Satz hat Hippokrates, der ›Urvater der Medizin‹ (460–375 v. Chr.) als Erster formuliert. Dieses Simile-Prinzip (Ähnlichkeitsgesetz) stellt ein Naturprinzip dar, das in vielen Bereichen der belebten Natur anzutreffen ist und der Erhaltung des Gleichgewichts im Organismus dient.

Um eine wirksame homöopathische Arznei zu erhalten, muss der Ausgangsstoff (Mineralien, Pflanzenauszüge, Metalle oder Stoffe von Tieren oder Menschen), ›potenziert‹ werden. Dieser Begriff beschreibt eine spezielle Form des schrittweisen Verdünnens, wobei in jedem Schritt die werdende Arznei auf bestimmte Art und Weise und auf eine exakt vorgeschriebene Dauer geschüttelt wird. Über dieses Potenzieren lässt die Kraft des Arzneistoffes nicht nach, wie es beim normalen Verdünnen der Fall ist. Ganz im Gegenteil, sie wird stärker. Um zu wirken, werden nur kleinste Mengen gebraucht.

Die Wirkweise homöopathischer Arzneimittel führte Hahnemann auf eine in den Arzneistoffen latent vorhandene ›dynamische Arzneikraft‹ zurück, die durch das Verfahren der Potenzierung erst richtig aktiviert wird.

**INFO**

## Unterschiedliche Potenzen für unterschiedliche Zwecke

Die Anwendung von niedrig potenzierten Mitteln (D2 bis D4) ist keine Homöopathie im klassischen Sinne, sie beruht noch auf den Grundsätzen der Allopathie, der ›Schulmedizin‹, bei der Arzneimittel nicht potenziert werden.

Werden nur wenige Potenzierungsschritte gemacht, erhält man eine Niedrigpotenz (D6 bis D12), in der noch die Ausgangsarznei stofflich nachweisbar ist. Solche Potenzen werden von Homöopathen gerne gegen akute Beschwerden eingesetzt, beispielsweise bei Erkältungen. Sie sind auch von Laien anwendbar.

Mittlere Potenzen (D13 bis D30) wirken sowohl energetisch als auch körperlich. Sie enthalten nur noch sehr wenig bis gar keine stofflichen Anteile der Ausgangsarznei mehr. Ab einer Potenz von D23 ist kein Molekül der Ausgangssubstanz mehr nachweisbar. Das Mittel hat jedoch durch das Potenzieren die energetischen Schwingungen der Substanz aufgenommen, je mehr Schritte dabei gemacht wurden, desto mehr verstärkt sich die Wirkung des homöopathischen Mittels.

Klassische Homöopathen arbeiten meist mit deutlich stärker potenzierten Arzneien, den sogenannten Hochpotenzen (ab D30 und höher z.B. C200, C1000 oder Q-oder LM-Potenzen).

Sie eignen sich zur Behandlung von chronischen Krankheiten und geistigen Zuständen. Sie wirken sowohl auf der körperlichen als auch auf der geistigen Ebene. Hier ist die richtige Wahl des Simile entscheidend. Die Behandlung mit Hochpotenzen gehört in die Hand eines erfahrenen Homöopathen.

Homöopathische Arzneimittel werden auch heute noch in aufwändiger Handarbeit und streng nach dem homöopathischen Arzneibuch von Samuel Hahnemann hergestellt, um eine gleichbleibende Qualität und eine gesicherte Wirkung zu gewährleisten. Sie sind apotheken- aber nicht rezeptpflichtig.

Es gibt niedrig potenzierte homöopathische Tropfen oder Globuli (beginnend mit einer D4-Potenz), die noch minimale Dosen der Substanz enthalten. Wegen der Gefahr von unerwünschten Nebenwirkungen (Arzneimittelprüfung) warne ich davor, höhere Potenzen, wie z.B. C30 für die Diät zu verwenden.

Ein relativ neuer Bereich der Homöopathie befasst sich mit dem energetischen Aufspielen von Informationen. Mit energetischen Verfahren werden Informationsmuster beliebiger Ursubstanzen auf eine Trägersubstanz kopiert. Die so erzeugten Kopien enthalten keinerlei molekulare Wirksubstanz, sondern reine, aufgeprägte Informationen. Das mag erklären, warum sich homöopathische und hormonfreie, bioenergetisierte Tropfen in ihrer Wirksamkeit nicht unterscheiden.

### INFO + HINWEIS

### ❗ Mittlere und höhere Potenzen – die Arzneimittelprüfung

Vorsicht ist geboten bei einer längeren Einnahme von homöopathischem hCG in großer Menge. Wenn Sie z.B. über Wochen täglich 3 x 10 Globuli in einer potenzierten D30, C30 oder D60 einnehmen, kann es sein, dass Sie ungewollt eine sogenannte »Arzneimittelprüfung« durchlaufen.

Arzneimittelprüfungen wurden bereits zu Hahnemann's Zeiten durchgeführt, um Erkenntnisse über Wirkungen von Substanzen zu erhalten. Diese Prüfungen werden mit mehreren Testgruppen durchgeführt. Jede Gruppe prüft dabei entweder die Ausgangssubstanz in der sogenannten Urtinktur, verschiedene Potenzen der zu prüfenden Substanz oder ein Placebo. Nun wird genau beobachtet und notiert, ob sich durch die Einnahme Veränderungen im Allgemeinbefinden einstellen oder sich neue, noch nie da gewesene Symptome und Krankheitszeichen zeigen.

Auch psychische Veränderungen sind dabei wichtig. Arzneimittelprüfungen finden in einem zeitlich begrenztem Rahmen statt, um die Gesundheit der Beteiligten nicht zu gefährden. Alle gewonnenen Erkenntnisse zusammengenommen ergeben die Gesamtheit der Symptome und bilden neben einigen anderen Aspekten das sogenannte Arzneimittelbild eines homöopathischen Mittels.

Nimmt man nun eine homöopathische Substanz in mittleren oder höheren Potenzen wiederholt in größeren Mengen ein, wie das bei der täglichen Einnahme von 30 Globuli oder Tropfen einer hCG D30 oder auch einer D60 der Fall ist, kann es sein, dass sich mit der Zeit Symptome der Arzneimittelprüfung entwickeln, die sich negativ auf die Gesundheit auswirken können.

Bitte beachten Sie in diesem Zusammenhang auch den wichtigen Hinweis zu Globuli in höheren Potenzen auf Seite 140.

Diese Gefahr besteht mit niedrig potenzierten Tropfen wie z.B. einer D4 oder auch mit hormonfreien Tropfen nicht.

**Homöopathische hCG-Tropfen** werden aus natürlichem hCG-Hormon hergestellt. Wegen der besonderen Art der Aufbereitung (siehe Exkurs S. 23) kommt diese Kur jedoch mit klitzekleinsten Mengen des Hormons aus.

**Die bioenergetisierten Tropfen** basieren auf dem Wirkprinzip der klassischen Homöopathie, kommen aber durch das spezielle Herstellungsverfahren ohne das Hormon hCG aus. Die hormonfreien Tropfen enthalten also ausschließlich die reine hCG-Information (siehe Exkurs S. 24).

Die Vorteile des hCG-Abnehmprogrammes mit Tropfen liegen auf der Hand:

- Die teuren Besuche beim Arzt oder sogar in einer Spezialklinik sind bei hCG-Tropfen nicht nötig.
- Man kann diese Kur zu jedem Zeitpunkt zu Hause durchführen.
- Die hCG-Tropfen sind für jeden erschwinglich. Man braucht kein Rezept.
- Das trifft auf Homöopathika nicht zu. Sie sind apothekenpflichtig, das heißt, man bekommt sie ausschließlich in Apotheken. Dies trifft auf hormonfreie, bioenergetisierte Tropfen nicht zu. Sie sind als Nahrungsergänzung frei verkäuflich.

## Unterschiede zwischen Frauen und Männern

Grundsätzlich ist das hCG-Abnehmprogramm sowohl für Frauen als auch für Männer geeignet. Dennoch gibt es einige geschlechtsspezifische Unterschiede (s. Tabelle nächste Seite).

Neben den objektiven Unterschieden und Gemeinsamkeiten für Frauen und Männer beim hCG-Abnehmprogramm gibt es natürlich auch einige allgemein bekannte Unterschiede, die an dieser Stelle nicht verschwiegen werden sollen: Die Wahrscheinlichkeit, dass eine Frau mit der Diät beginnt, ist ungleich höher als dass ein Mann die Initiative ergreift. Ganz davon ab gesehen, wird er sich wahrscheinlich sträuben, die Diät mit der Frau zeitgleich anzufangen. Antworten von ihm wie »Schatz, probier Du es doch erst mal aus. Und wenn die Diät funktioniert, dann mache ich sie auch.« sind typisch. Während die Frauen sich voller Enthusiasmus in die Diätphase begeben, bleibt er in vielen Fällen anfangs skeptisch oder reagiert gar mit Ablehnung. Frauen kennen von ihm dann Sätze wie »Oh Gott, schon wieder eine Diät!« Er versucht Sie womöglich sogar zu stoppen mit lieb gemeinten, aber kontraproduktiven Komplimenten wie »Liebling, ich liebe Dich so wie Du bist, es zählen doch nur die inneren Werte.« Das mag ja auch zutreffen, dennoch schaut er meist der nächsten Schlanken hinterher, die ihm über den Weg läuft ...

Darüber hinaus kennt er die Enttäuschung, den Frust und Ihre schlechte Stimmung, wenn eine Diät zum wiederholten Mal nicht geklappt hat. Da helfen dann keine netten Aufheiterungen und keine lustigen Sprüche. Diesen Zustand möchte er natürlich nicht mit- und schon gar nicht selbst erleben. Am Ende wird es so sein, dass er überzeugt werden will. Und nichts ist überzeugender als Ihr durchschlagender und sichtbarer Erfolg!

## Geschlechtsspezifische Unterschiede beim hCG-Abnehmprogramm

| | FRAUEN | MÄNNER |
|---|---|---|
| Wirksamkeit hCG in der Diät | hoch | hoch |
| Unbeabsichtigte langfristige Veränderungen des Organismus durch hCG | keine | keine |
| optimaler Starttag für die Diät | nach Periode | jeder Tag |
| durchschn. Tempo der Gewichtsreduktion | langsamer | schneller |
| möglicher Gewichtsverlust nach einer Diätphase | 8–10 % | 10–12 % |
| möglicher Gewichtsverlust nach zwei aufeinanderfolgenden Diäten | 14–18 % | 18–20 % |
| Primäre Stellen für die Reduktion von Fettdepots | Bauch, Hüfte, Oberschenkel, Oberarme, Doppelkinn | Bauch, Brust, Doppelkinn |
| Leistungsfähigkeit | voll erhalten | voll erhalten |
| Stimmung | aufgehellt | aufgehellt |
| Libido | unverändert | unverändert |
| Gefahr von Wassereinlagerungen | grundsätzlich größer durch Hormonschwankungen | gering |
| Nebenwirkungen von hCG | keine bekannt | keine bekannt |

# Das hCG-Abnehmprogramm – was Sie erwartet

Das moderne hCG-Abnehmprogramm mit hCG-Tropfen besteht aus mehreren Phasen. Lediglich in der Diätphase von 21 Tagen müssen Sie streng auf Ihr Essen achten. Davor finden zwei Tage Vorbereitungsphase statt, und danach eine sogenannte Stabilisierungsphase von nochmals 21 Tagen, in der Sie langsam zum normalen Alltag zurückkehren.

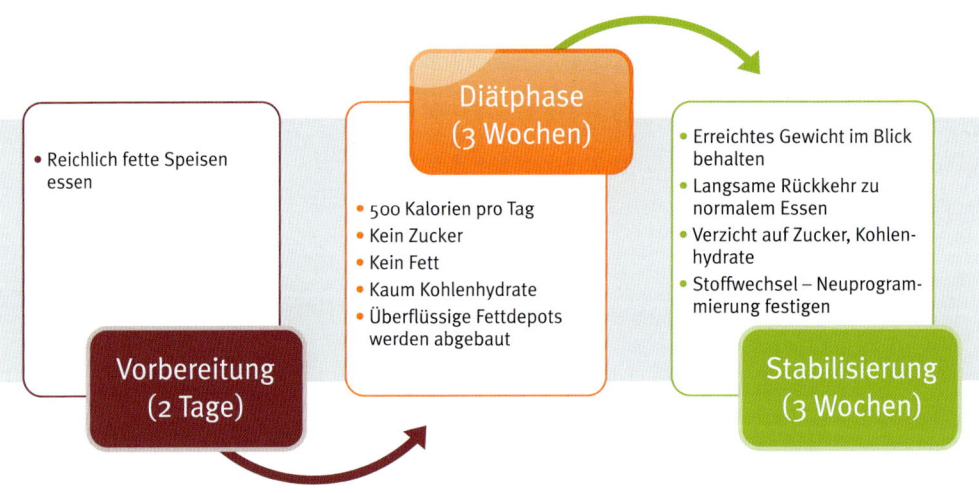

Abbildung 1  Die drei Phasen des hCG-Abnehmprogrammes

Jede der Phasen hat ihre Besonderheiten, über die Sie auf den nächsten Seiten alles Wissenswerte finden. Weiterhin ist der Sonderteil DIE PRAXIS dafür gedacht, dass Sie ganz konkret Ihre Diät mit Hilfe dieses Buches Punkt für Punkt, Tag für Tag durchführen können.

Wählen Sie einen Zeitraum, wo sie nicht starkem Stress oder großer körperlicher Anstrengung ausgesetzt sind. Grundsätzlich gibt es keinen idealen Zeitpunkt, um mit dem hCG-Abnehmprogramm zu beginnen. Jeder Tag ist genauso gut wie der nächste. Nur Frauen, die in der fruchtbaren Phase ihres Lebens stehen, sollten darauf achten, das hCG-Abnehmprogramm am ersten Tag nach ihrer Periode zu beginnen, damit sich die Kur gut in das normale Hormongefüge ihres Zyklus einpassen kann. Die Vorbereitungstage können bereits während der Periode stattfinden.

## Die Vorbereitungsphase: zwei Tage Völlerei

Ja, Sie haben richtig gelesen! In der Vorbereitungsphase des hCG-Abnehmprogrammes müssen Sie noch einmal so richtig ›reinhauen‹! Auch wenn es paradox erscheint, während der Vorbereitung geht es nur um eines: Essen, Essen, Essen! Und zwar vor allem solche Nahrungsmittel, die fett sind und auch fett machen. Ihre Fettdepots sollen noch einmal gut gefüllt werden. Die aufgenommenen Kalorien werden für die Energie der ersten Diätwoche gebraucht. Diese zwei Tage werden auch als Aufladephase vor der eigentlichen Kur bezeichnet – manche nennen sie auch die ›glücklichen Tage‹ ...

Es kann sein, dass Sie während der Vorbereitungstage ein oder zwei Kilo zunehmen. Lassen Sie sich davon nicht beunruhigen, diese Kilos verschwinden ganz schnell in den ersten Kurtagen wieder.

Wenn Sie die Vorbereitungstage nicht konsequent genug durchführen, kommt es leicht dazu, dass Sie während der ersten Woche der hCG-Diätphase Hunger haben. Nehmen Sie die Schlemmertage ernst und beugen Sie Ihrem Hungergefühl mit vielen Kalorien in Ihren Speichern wirksam vor!

Eine andere wichtige Sache ist, dass Sie an den Vorbereitungstagen bereits mit der von nun an täglichen Einnahme der homöopathischen hCG-Tropfen beginnen.

## Das Herz der hCG-Diät: drei magere Wochen

Nach den zwei Vorbereitungstagen beginnt die 21-tägige Diätphase, das Herzstück des hCG-Abnehmprogrammes. Das Wichtigste in dieser Phase sind folgende Elemente:

- die tägliche Einnahme der hCG-Tropfen,
- die tägliche Kalorienanzahl von maximal 500 Kilokalorien, (Sie können die Diät auch mit 700 oder 800 Kilokalorien machen. Die Gewichtsabnahme geht dann langsamer.)

- das strikte Meiden von Fett und Zucker,
- das weitgehende Meiden von Kohlenhydraten sowie
- eine ausreichende Protein- und Vitalstoffversorgung.

Was sie genau in dieser Zeit essen können, das erfahren Sie ganz konkret und küchentauglich im Buchteil DIE PRAXIS. Dort finden Sie auch viele Rezeptideen, mit denen es Ihnen leicht fallen wird, Ihre 500 Kilokalorien am Tag einzuhalten.

Natürlich würde jeder bei einer 500-Kilokalorien-Diät abnehmen. Doch die allermeisten Menschen halten diese geringe tägliche Kalorienmenge nicht lange genug durch, um tatsächlich mehrere Kilos abzunehmen. Sie hätten schnell mit zahlreichen unerwünschten Nebenwirkungen zu kämpfen: Ihre Stimmung ginge schon in den ersten 24 Stunden auf den Tiefpunkt zu, das Hungergefühl würde fast zeitgleich übermächtig. Wer da noch den ständigen ›Verführungen‹ beim Einkaufen oder bei abendlichen Aktivitäten standhalten kann, ist schon fast übermenschlich diszipliniert. Hinzu kommt, dass es normalerweise bei einer solch geringen Kalorienaufnahme schnell auch zum Abbau von Muskelgewebe kommen kann, Schlappheit ist damit vorprogrammiert. Eine weitere unangenehme Folge einer ›normalen‹ Niedrigkaloriendiät ist bald an der Haut erkennbar: Sie wird schnell faltig und ›welk‹, weil statt der ungeliebten Fettpölsterchen der Problemzonen das Unterhautfettgewebe abgebaut wird und der Haut außerdem die richtige Versorgung fehlt.

Die 500-Kilokalorien-Diät zusammen mit den hCG-Tropfen und einer guten Protein- und Vitalstoffversorgung bringen den Körper dazu, statt Muskelgewebe überflüssiges Fett und dabei ganz besonders die zentralen und meist sehr hartnäckigen Fettdepots an Bauch, Hüften, Po und Doppelkinn als Energiequelle zu nutzen. Die Körperformen entwickeln sich hin zu Schlankheit und schönen Proportionen.

Tun Sie sich während Ihrer Diät immer mal wieder etwas richtig Gutes: Sorgen Sie für ausreichend Bewegung und frische Luft, Walken, Yoga, Schwimmen oder Gymnastik sind leichte sportliche Betätigungen, die Sie während der Kur gut durchführen können. Vermeiden Sie sehr anstrengende Sportarten. Trinken Sie jeden Morgen ein großes Glas kühles Wasser mit einem Esslöffel Apfelessig, das regt den Kreislauf und die Verdauung an und hilft Ihnen beim Entschlacken. Gehen Sie regelmäßig in die Sauna und nehmen Sie ein- bis zweimal in der Woche ein Basenbad. Beides regt den Kreislauf und die Entgiftung des Körpers an, um Säureschlacken und Gifte direkt über die Haut auszuscheiden. Ihre Talgdrüsen werden angeregt und die Haut wird weich und geschmeidig, wie Sie ein Basenbad genau durchführen, finden Sie auf S. 45.

Eine Art Hungerempfinden kann jedoch auch bei der hCG-Diät auftreten. Hunger ist ein ganz

> **Detektiv-Arbeit**
>
> Sie sollten ein klein wenig ›Detektiv-Arbeit‹ machen: All die Dinge, die man gerne mal zwischendurch in den Mund schiebt, sei es Kaugummi, Bonbons, kleine Probierangebote in Geschäften oder Ähnliches, können alle Zucker oder Fett enthalten. Auch Medikamente (Hustensaft, Halstabletten, Salben) können Unerlaubtes in sich tragen. Lesen Sie immer genau die Zutatenlisten durch und verzichten Sie in der Diätphase im Zweifel eher, als dass Sie Ihren Erfolg gefährden! Meiden Sie auch unbedingt fetthaltige Kosmetika (Körperlotionen, Cremes etc.), die dem Körper über die Haut Fett zuführen.

natürliches Phänomen. Der Körper signalisiert alle paar Stunden durch Hungergefühl, dass die nächste Nahrungsaufnahme notwendig ist. Es ist wichtig, sich den Unterschied zwischen echtem Hunger und dem Gefühl eines leeren Magens bewusst zu machen. Durch die 500-Kalorien-Diät ist die Nahrungsmittelmenge, die Sie täglich zu sich nehmen, gering. Ihr Magen wird also nicht vollständig gefüllt sein, vielleicht knurrt er auch zwischendurch einmal. Echte Hungergefühle werden Sie trotzdem nicht spüren, da durch hCG die erforderliche Energie aus den Fettreserven gezogen wird. Auf keinen Fall sollten Sie aus Angst vor einem Hungergefühl Appetitzügler einnehmen. Diese Medikamente machen den Erfolg der Diät zunichte.

Am Ende, genauer gesagt, zwei Tage vor Ende der mageren Wochen werden die hCG-Tropfen abgesetzt. Man braucht sie dann nicht mehr, der Stoffwechsel hat die Anreize zur Veränderung bekommen und nun gilt es, in Alltag und Normalität zurückzukehren. Sollten Sie bereits vor Ende der 21 Tage Ihr Wunsch- oder Idealgewicht erreicht haben, müssen Sie die Diät und die hCG-Einnahme trotzdem unbedingt bis zum Ende fortführen, damit die ›Neuprogrammierung‹ Ihres Körperstoffwechsels erfolgreich eingeführt werden kann. Ihre Körperzellen benötigen diese drei Wochen Zeit bis sie die Neuregulierung ›gelernt‹ haben. Da Sie jedoch nicht über Ihr Idealgewicht hinaus abnehmen sollten, steigern Sie die Kalorienzahl mit den erlaubten Lebensmitteln langsam, bis Sie nicht mehr abnehmen.

Ihr Gewichtsverlust wird während der ersten Woche der Diätphase am stärksten sein. Rund ein halbes Kilo pro Tag können Sie in dieser Zeit verlieren! Während der weiteren Diät kann sich Ihre Gewichtsabnahme verlangsamen und sogar zeitweise ganz zum Stillstand kommen. Das ist kein Grund zur Besorgnis, sondern ganz normal. Die meisten Menschen verlieren ihr Gewicht in Stufen: Auf Phasen großer Gewichtabnahme folgen Plateau-Phasen mit keinem oder nur sehr geringem Gewichtsverlust. Meist folgt darauf bald wieder eine Phase stärkerer Gewichtsreduktion. Auffällig ist, dass Frauen, deren Periode in der Diätphase beginnt, während dieser Tage weniger schnell abnehmen.

Wer seine Plateau-Phasen verkürzen will, sollte zuerst versuchen mehr zu trinken. Ein anderer guter Weg, um aus einer Plateau-Phase herauszukommen, ist, einen ›Apfel-Tag‹ einzulegen, das heißt, einen ganzen Tag nichts außer Äpfeln zu essen. Danach beginnen die Pfunde wieder zu purzeln. Machen Sie dies aber nicht zu oft, maximal ein Apfel-Tag pro Woche ist erlaubt.

Es ist normal, dass Sie, je näher Sie während der Diät Ihrem Idealgewicht kommen, umso langsamer an Gewicht verlieren.

Über das gesamte Programm hin kann sich der Gewichtsverlust bei Frauen in der Regel zwischen 8 bis 10 % und bei Männern zwischen 10 bis 12 % ihres Körpergewichts bewegen. Das heißt, Gewichtsverluste von 7,5 bis 10 Kilogramm sind möglich. Wenn Sie mehr Körpergewicht verlieren wollen, als Sie in 21 Tagen Diätphase erreicht haben, dann können Sie direkt eine zweite Diätphase anhängen. Dann kann ihr Gewichtsverlust 15 bis 20 Kilo betragen!

> **INFO**
>
> ### WICHTIG! Besonders für Männer …
>
> Das hCG-Abnehmprogramm ist keine spezifische Diät für Frauen. Auch nicht-schwangere Frauen, Männer und Kinder bilden ganz natürlich hCG – zwar viel, viel weniger als Frauen in der Schwangerschaft, aber es liegt in ihren Körpern in sehr geringen Mengen natürlicherweise vor. hCG ist also ein geschlechtsneutrales Hormon. Der moderne Weg mit Tropfen greift nicht in den Hormonhaushalt ein. Als Mann braucht man sich daher weder Sorgen zu machen, dass einem plötzlich die Brust wächst, noch dass die Potenz nachlässt. Ganz im Gegenteil! hCG hilft bei übergewichtigen Männern den nicht seltenen ›Brustansatz‹ zu beseitigen, und natürlich die anderen problematischen Fettregionen auch. Und ganz nebenbei aktiviert hCG ja die Bildung der Androgene, der männlichen Geschlechtshormone …

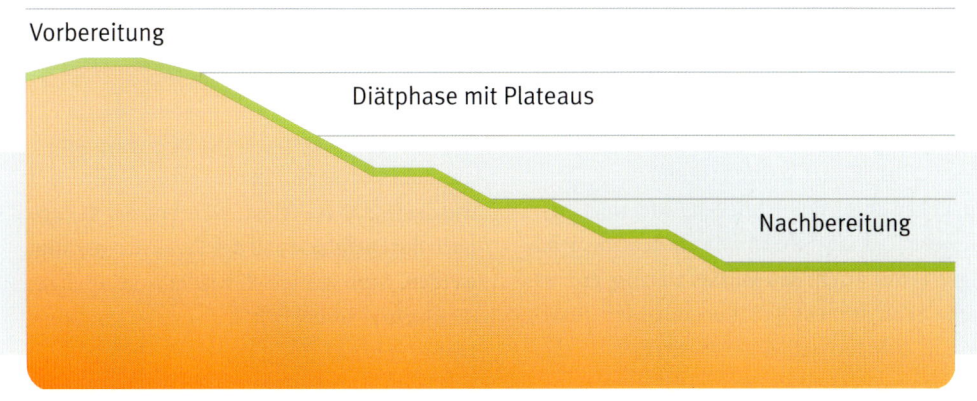

**Abbildung 2** Beispiel einer Gewichtsentwicklung beim hCG-Abnehmprogramm

Eine Gewichtsreduktion über diese Werte hinaus ist eher unwahrscheinlich, aber nicht unmöglich. Es hängt im Wesentlichen von Ihrem Ausgangsgewicht und Ihrer Gesamtkonstitution ab, wie viel und wie schnell das hCG-Abnehmprogramm bei Ihnen wirkt. Eher schlanke Menschen, die nur einen kleinen Wohlstandsbauch verschwinden lassen wollen, werden langsamer abnehmen als sehr übergewichtige Menschen.

Ich empfehle Ihnen, nach 42 Tagen eine Diätpause einzulegen. Dr. Simeons empfahl seinen Patienten mit der Diätphase spätestens dann aufzuhören, wenn sie 17 kg (Frauen) bzw. 20 kg (Männer) verloren hatten. Diese Werte gelten zwar nicht so streng für das moderne hCG-Abnehmprogramm. Aber falls Sie noch mehr abnehmen wollen, sollten Sie sich damit ein bisschen mehr Zeit lassen. Nach sechs Wochen Pause können Sie einen dritten und nach einer weiteren Ruhezeit von möglichst etwas mehr als sechs Wochen vielleicht noch einen vierten Durchgang des hCG-Abnehmprogrammes machen. Die Abstände zwischen den Diäten sollten in jedem Fall immer länger werden, je öfter die Diät gemacht wird.

Bei solch einer strengen Diät können bestimmte körperliche Beschwerden auftreten, von denen Sie im Vorhinein wissen sollten. So können zum Beispiel in der ersten Woche Kopfschmerzen und leichte Schwindelgefühle auftreten.

Sie verschwinden in der Regel nach der ersten Diät-Woche. Was Sie dagegen tun können, finden Sie im Praxisteil genau beschrieben.

Auch leichte Muskelschmerzen, ähnlich einem Muskelkater können vorkommen. Sie entstehen durch den schnellen Fettverlust im Gewebe. Das rasche ›Schmelzen‹ des überschüssigen Fettes macht den Muskel zu lang, er muss sich erst an die neue Situation anpassen. Bewegen Sie sich und treiben Sie leichten Sport, dann vergeht dieses Gefühl sehr schnell wieder.

Manche Menschen klagen über Verstopfung während der Diät. Allerdings ist es bei der geringen Nahrungsmenge völlig normal, dass sich der Stuhlgang verlangsamt. Alle drei bis vier Tage Stuhlgang ist noch keine Verstopfung.

**Sollten Sie während der Diät andere Beschwerden haben, die länger als drei bis vier Tage andauern, dann sollten Sie sich mit Ihrem Arzt oder Heilpraktiker beraten.**

Müssen Sie regelmäßig Medikamente einnehmen, beraten Sie sich vor Beginn des hCG-Abnehmprogrammes mit Ihrem Arzt. Es gibt derzeit keine Hinweise oder Berichte auf Wechselwirkungen zwischen hCG-Tropfen und Medikamenten. Dennoch ist es gut, wenn Sie sich in Ihrem speziellen Fall rückversichern.

Die Einnahme der Pille zur Empfängnisverhütung ist während des hCG-Abnehmprogrammes möglich.

## Mit der Stabilisierungsphase den Erfolg sichern

Die Stabilisierungsphase des hCG-Abnehmprogrammes ist mindestens ebenso wichtig wie die Diätphase selbst. Während der 21 Tage nach der Diätphase soll das Erreichte gefestigt werden, denn wer gleich wieder in seine alten ›Essmuster‹ zurückfällt, hat von der Kur langfristig nicht viel.

Im Vordergrund steht am Anfang der Stabilisierungsphase das Anheben der Kalorienzahl auf täglich 800 bis 1.000 Kilokalorien. Allerdings sollten Sie auch in dieser Nachphase weiterhin weitgehend auf Kohlenhydrate verzichten und Ihre täglich aufgenommene Proteinmenge im Auge behalten. Durch das tägliche Wiegen überprüfen Sie, ob Ihre Gewichtsreduktion dauerhaft ist.

Stück für Stück sollten Sie die gewohnten Lebensmittel wie weitere Milchprodukte, hochwertige Öle wie kaltgepresstes Olivenöl, weitere Gemüse- und Obstsorten in den Speiseplan integrieren. Es ist wichtig, in dieser Phase auf die ›Stimmen des Körpers‹ zu hören. Beobachten Sie sich und Ihr Befinden in dieser Phase besonders gut und überprüfen Sie, ob Sie alle Lebensmittel gut vertragen. Lassen Sie die weg, die Ihnen Probleme bereiten und versuchen Sie es vielleicht nach Ende des Abnehmprogrammes nochmals.

Nehmen Sie Ihre Hungergefühle ernst. Erhöhen Sie dann Ihre tägliche Kalorienzahl,

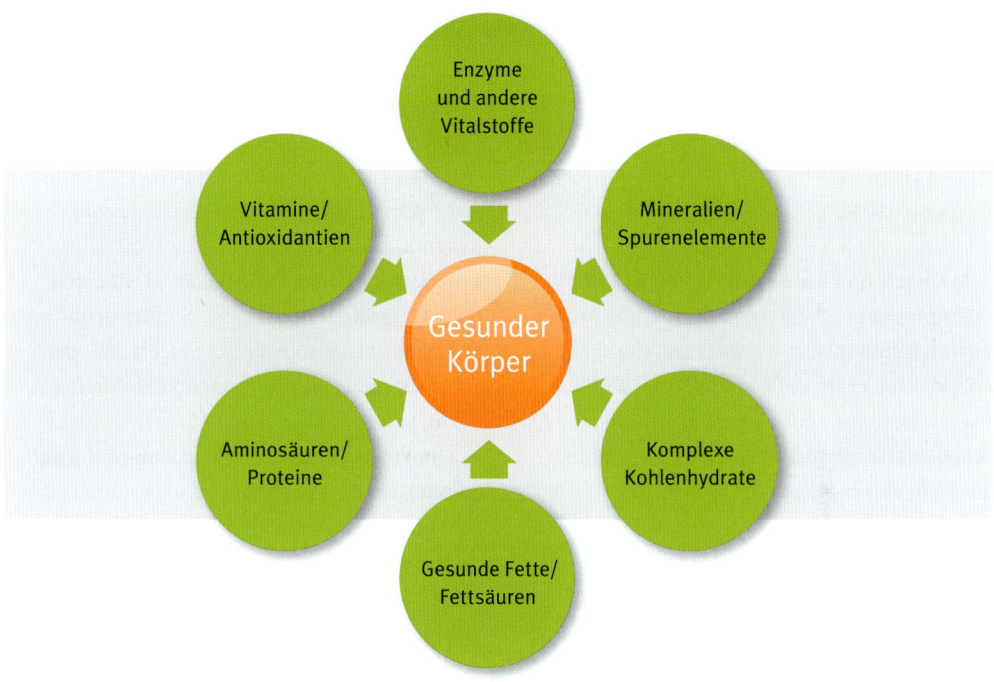

**Abbildung 3**  Gesunde Ernährung

gehen Sie dabei aber langsam und vorsichtig vor! Ein zu frühes ›Normal‹-Essen belastet Ihren Körper in dieser Zeit noch zu sehr und macht Ihren Abnehmerfolg womöglich zunichte, denn Ihr Körper und auch Ihr Gehirn brauchen noch ein wenig Zeit, um sich an die Umstellung zu gewöhnen. Die Stabilisierungsphase ist dringend notwendig, um den gefürchteten Jo-Jo-Effekt zu vermeiden. Bei einer normalen Diät liegt die Rückfallquote – der Jo-Jo-Effekt – bei mehr als 80 %. Durch das Hormon hCG verringert sich dieses Risiko auf rund 20–30 %.

Nach drei Wochen kann man wieder ganz normal essen. Den meisten, die die Diät abschließen, fällt es nun ganz leicht, auch nach der Diät dauerhaft zu viel Zucker und Kohlenhydrate zu vermeiden und einen Bogen um zu fettes Essen, Fast-Food und Sahnetorten zu machen. Sie haben während der Diät gelernt, anders zu essen. Wird lebendige, vitale Nahrung zu sich genommen, hat jeder eine wesentlich bessere Ausgangsposition für ein dauerhaft schlankes und gesundes Leben ohne große Anstrengung.

## Was sonst noch wichtig ist

### Risikogruppen
### und was sie beachten sollten

Schwangere und Kinder sollten das hCG-Abnehmprogramm nicht durchführen. Bei Patienten mit Schilddrüsenvergrößerung (Struma/Kropf) kann es in seltenen Fällen nach Einnahme von hCG zu Herzklopfen und erhöhtem Pulsschlag kommen. In diesem Fall hCG-Tropfen absetzen und mit dem Arzt sprechen.

Auch Menschen, die bestimmte Erkrankungen haben, sollten vor dieser Diät mit ihrem Therapeuten sprechen und sich während des Programmes betreuen lassen. Zum Beispiel führt die sehr fettarme Ernährung zu einem verringerten Abfluss der Galle. Dies kann bei Menschen, die bereits Gallensteine oder Gallengrieß haben, zu einer Verschlechterung der Symptome führen. Genauso sollten sich Patienten mit Diabetes Typ 1, Schilddrüsenerkrankungen, Autoimmunerkrankungen u.a. therapeutisch begleiten lassen.

Für manche chronisch kranken Menschen ist es hingegen oft sehr wichtig, abzunehmen, da ihre Gesundheit davon profitieren würde. Wer es in dem Fall mit dem hCG-Abnehmprogramm probieren möchte, der sollte unbedingt vor der Diät mit seinem Arzt oder Heilpraktiker sprechen, um abzuklären, ob der Zeitpunkt für eine Diät der richtige ist oder ob grundsätzlich etwas gegen eine Diät spricht. Besprechen Sie dann mit Ihrem Therapeuten genau, wie im Verlauf der Diät die ärztliche Betreuung aussehen soll. Es ist möglich, dass sich durch hCG und seine Wirkung auf den Hypothalamus und den Körperstoffwechsel Krankheiten wie Diabetes Typ 2 (sogenannter Altersdiabetes), Rheuma oder Symptome wie zu hoher Blutdruck und ein zu hoher Cholesterinspiegel bessern, wie das auch während einer Schwangerschaft oft der Fall ist. Vielleicht können Sie in Absprache mit Ihrem Arzt oder Heilpraktiker diese positiven Nebeneffekte der Diät gut nutzen.

Denken Sie daran, ggf. Ihre Medikamente anzupassen! Tun Sie dies jedoch niemals auf eigene Faust, sondern immer in Rücksprache mit Ihrem Therapeuten.

### Unterstützende Vitalstoffe

Jeder Mensch braucht Nähr- und Vitalstoffe. Das ist eine Tatsache. Wie viel er von welchem dieser Stoffe braucht, das hängt von seinen Lebensumständen ab. Allgemeine Angaben dazu, wie sie zum Beispiel die Deutsche Gesellschaft für Ernährung (DGE) herausgibt, können daher immer nur ein sehr grober Anhaltspunkt sein, viel wichtiger ist der Blick auf den tatsächlichen Bedarf. Der ist allerdings schwer zu bestimmen. Wenn Sie nun die 500-Kilokalorien-Diät machen, nehmen Sie sehr wenig Nahrung zu sich, denn Sie wollen ja die energiereichen, in Ihrem Körper gespeicherten Fettdepots abbauen. Die wenigen Nahrungsmittel liefern Ihnen aber neben wenig Energie in den Nährstoffen (Proteine, Kohlenhydrate und Fette) auch nur wenig lebensnotwendige Vitalstoffe, wie Vitamine, Mineralstoffe, Spurenelemente und andere. Doch gerade diese Stoffe brauchen Sie dringend, damit Ihr Stoffwechsel gut arbeiten kann, das Fett verschwindet und es Ihnen gut geht. Daher ist es richtig und wichtig bei der hCG-Diät zusätzlich Vitalstoffe einzunehmen.

Wenn Sie sich vegan oder vegetarisch ernähren, können Sie das Eiweiß durch ein geeignetes Aminosäuren-Präparat (z.B. Acht Aminos) oder einen natürlichen Proteindrink aus pflanzlichen Proteinen ohne Soja und Molke ersetzen. Bezugsquellen finden Sie im Anhang.

## Die Vitalstoffe im Einzelnen

### Vitalstoffgruppe 1: Vitamine

Vitamine sind lebenswichtige Stoffe, die der menschliche Körper nicht herstellen kann. Daher müssen wir sie über die Nahrung oder als Nahrungsergänzung in ausreichenden Mengen aufnehmen. Während des gesamten hCG-Programmes sind die

**B-VITAMINE** ganz besonders wichtig. Sie sind zum Beispiel für die Stoffwechselvorgänge der Energieversorgung unentbehrlich und die sollen ja während des Abnehmens bestens funktionieren. B-Vitamine sind außerdem wichtig für Nerven, Gehirn und Stimmung. Sie helfen Herz und Gefäße zu schützen, unterstützen Haut und Haare, sowie Regeneration und Wachstum und vieles mehr. Die B-Vitamine (B1, B3, B6, B12 und Pantothensäure) sollten gerade bei einer Diät immer ergänzt werden, um einem Mangel vorzubeugen. Ganz besonders positiv ist während des hCG-Abnehmprogrammes die Wirkung des Vitamins B3. Es ist hilfreich gegen das Hungergefühl und wird bei einer proteinreichen Ernährung in größeren Mengen als normal gebraucht.

Nebenbei bemerkt: Auch wenn Sie keine Diät machen, sollten vor allem Menschen ab dem 50. Lebensjahr und Vegetarier mindestens die Vitamine B6, B12 und Folsäure zusätzlich einnehmen, um Herz und Gefäße zu schützen.

### Meine Dosierungsempfehlung pro Tag für die B-Vitamine:

- B1: 0,3–0,4 mg (als Thiaminhydrochlorid),
- B3: 5–6 mg (als Nicotinamid),
- Pantothensäure: ca. 2 mg (als Calcium-D-Panthothenat),
- B6: 0,4–0,5 mg (als Pyridoxinhydrochlorid)
- Folsäure: 200–400 μg
- B12: ca. 0,001 mg (als Methylcobalamin).

**VITAMIN C** ist wichtig für das Bindegewebe und die Haut, für den Schutz der Zellen (Antioxidans gegen aggressive Radikale), für eine gesunde Entgiftung, und auch das Hormonsystem braucht dieses Vitamin. Da Vitamin C (Ascorbinsäure) eine Säure ist, sollte es nicht als isolierter Stoff (Pulver) eingenommen werden, sondern immer in Verbindung mit anderen pflanzlichen Stoffen, zum Beispiel in Acerolakirschen, Camu-Camu, Amla oder Hagebutte und Produkten daraus. Auch empfehlenswert ist Calciumascorbat (auch als Vitamin C-Ester bekannt), eine natürliche Form von Vitamin C, die gut vom Körper aufgenommen wird, länger als isoliertes Vitamin C im Blut bleibt und im Körper nicht sauer reagiert.

**Meine Dosierungsempfehlung pro Tag für Vitamin C:**

- 80 mg Vitamin C (als Calciumascorbat).

Obwohl während der Abnehmphase so gut wie kein Fett/Öl eingenommen werden soll, sind **OMEGA-3 FETTSÄUREN** in hochkonzentrierter Form zu empfehlen, da sie direkt in den Zellstoffwechsel eingreifen. Die fettlöslichen Vitamine A, D, E und K sollten während der Diät nur sparsam zum Einsatz kommen. Wenn Ihre hCG Diät »nur« 3 Wochen dauert, ist das kein Problem. Sollten Sie die Diät aber über einen längeren Zeitraum machen, empfehle ich eine Ergänzung mit Omega-3 Fettsäuren. Diese stimulieren auf Dauer Enzyme, die die Fettverbrennung erleichtern. Besondere Bedeutung kommt hier zwei Arten von Fettsäuren zu: EPA (Eikosapentaensäure) und DHA (Docosahexaensäure). Das Verhältnis sollte in etwa 1:3 sein und zusätzlich Vitamin E enthalten.

Und auf eine weitere wichtige Ergänzung sei noch hingewiesen: **OPC** (Oligomere Proanthocyanidine) ist das stärkste bekannte, natürliche Antioxidans. Es findet sich in der Hülle nahezu aller Samen, und schützt diese effektiv vor den Angriffen durch Freie Radikale. OPC ist auch ein sogenannter Chelatbildner, d.h. es können Schwermetalle gebunden und dann ausgeschieden werden. Darüber hinaus kann es durch die Kleinheit der Moleküle die Bluthirn-Schranke passieren und auch dort die Zellen schützen.

OPC hat die einzigartige Fähigkeit, die Collagensynthese anzuregen. Collagen sorgt als wichtigstes Strukturprotein für ein straffes Körpergewebe und für sichtbar glatte Haut. Es kommt zu einem Rückgang der Faltenbildung und der hässlichen Besenreißer. OPC stärkt die Venen und hat zahllose weitere gesundheitsfördernde Wirkungen. All diese Eigenschaften zusammengenommen, haben es weltweit in den letzten Jahren zu einer der wichtigsten Anti-Aging Substanzen gemacht! Empfehlenswert ist OPC, das aus Traubenkernen und Pinienrinde gewonnen wird, nach einem Verfahren seines Entdeckers Prof. Masquellier.

OPC sollte immer in Verbindung mit Bioflavonoiden und Vitamin C eingenommen werden, da diese es bioverfügbar machen und dessen Wirkung vervielfachen.

## Vitalstoffgruppe 2: Mineralien

Auch Mineralstoffe müssen über die Nahrung aufgenommen werden, denn sie sind für den Körper lebensnotwendig und er kann sie natürlich nicht selbst herstellen. Eine wichtige Funktion von Mineralien ist es, im Körper das Säure-Basen-Gleichgewicht zu sichern (s. S. 44). Alle Mineralien sind in Gemüse und Salaten enthalten, daher haben diese Lebensmittel eine wichtige Stellung in unserer Ernährung. Sicherlich haben Sie von diesen Mineralien schon gehört:

**CALCIUM** ist wichtig als Baumaterial für Knochen und Zähne und für eine gesunde Nerven- und Muskelfunktion.

**MAGNESIUM** ist ebenfalls für die Nerven und die Knochen von großer Bedeutung, außerdem ist es sehr wichtig für das Herz, den Blutdruck und die Energiebereitstellung. Daneben ist Magnesium für eine Vielzahl weiterer Stoffwechselwege vonnöten.

**KALIUM** ist wichtig für unsere Nerven-, Herz- und auch Muskelfunktion. Weiterhin ist es notwendig beim Aufbau von körpereigenen Proteinen und nicht zuletzt wird der Flüssigkeitshaushalt des Körpers von Kalium mitbestimmt.

**NATRIUM** ist ebenso für den Flüssigkeitshaushalt des Körpers von enormer Bedeutung. Heutzutage nehmen wir zu viel Natrium auf, da es Bestandteil von Kochsalz ist und davon sind in verarbeiteten Lebensmitteln meist viel zu große Mengen enthalten. Achten Sie beim Kochen darauf, so wenig wie möglich zu salzen. Verwenden Sie natürliches Meersalz, Ur-Salz oder Himalaja-Salz und würzen Sie eher mit (frischen) Kräutern und Gewürzen. Außer

Natrium, das ausreichend beim Würzen verwendet wird, sollten die genannten Mineralstoffe während des gesamten hCG-Programmes zusätzlich eingenommen werden.

## Meine Dosierungsempfehlung pro Tag für die Mineralien:

- Magnesium: ca. 30 mg (als Magnesiumhydrogencitrat),
- Calcium: ca. 60 mg (als Tri-Calciumcitrat-4-hydrat),
- Kalium: ca. 75 mg (als Kaliumcitrat).

### Vitalstoffgruppe 3: Spurenelemente

Spurenelemente werden diejenigen Stoffe genannt, die der Körper nur in ganz geringen Mengen benötigt. Das heißt aber nicht, dass sie unwichtig wären! Ohne Spurenelemente könnten viele Prozesse in unseren Zellen nicht ablaufen. Sicherlich sind Ihnen einige der folgenden Spurenelemente und ihre Bedeutung schon bekannt:

**EISEN** ist Bestandteil unseres Blutfarbstoffes Hämoglobin, der den Sauerstoff in unserem Körper transportiert.

**ZINK** ist wichtig fürs Immunsystem, aber unser Stoffwechsel ist auch an vielen anderen Stellen auf dieses Spurenelement angewiesen.

**SELEN** ist ein wichtiger Schutzstoff für unsere Zellen (Antioxidans gegen aggressive Radikale), es ist wichtig für das Immunsystem und auch die Schilddrüse (und damit das Hormonsystem) braucht dieses Spurenelement.

**CHROM** ist wichtig für die Regulation der Insulinwirksamkeit (Blutzuckerkontrolle) und spielt beim Fett- und Proteinstoffwechsel eine Rolle.

**JOD** ist Voraussetzung für die korrekte Hormonproduktion in der Schilddrüse und hat damit Auswirkungen auf den gesamten Körper.

### Meine Dosierungsempfehlung pro Tag für die Spurenelemente:

- Zink: 3–3,5 mg (als Zinkgluconat).

## Vitalstoffgruppe 4: Enzyme

Enzyme werden auch ›Biokatalysatoren‹ genannt, da sie als hoch spezialisierte Eiweißmoleküle den Stoffwechsel im Körper erst möglich machen. Sie sind also für uns absolut unverzichtbar. Alle Zellen des Körpers enthalten Enzyme. Je nach Art des Gewebes sind es jedoch unterschiedliche Enzyme und auch unterschiedliche Mengen davon, abhängig davon, welche Aufgaben das Gewebe zu erfüllen hat. Verdauungsenzyme zum Beispiel werden vorwiegend von der Bauchspeicheldrüse (Pankreas) gebildet und in den Dünndarm abgegeben, um dort die aufgenommene Nahrung in ihre Einzelbausteine zu zerlegen. Diese können dann von der Dünndarmschleimhaut in den Körper aufgenommen werden.

Einer der wichtigsten Gründe, warum lebendiges, ungekochtes Gemüse und Obst, sowie Sprossen, Gräser, Samen und Nüsse sich für den menschlichen Körper als so heilend und regenerierend erweisen, sind nach Aussage vieler Experten die darin enthaltenen Enzyme. Sie werden oft als der ›Lebensfunke‹ in der rohen Nahrung bezeichnet. Da die meisten Enzyme bei über 40 Grad Celsius beginnen, kaputtzugehen, sind in allen erhitzten oder pasteurisierten Nahrungsmitteln nur noch sehr wenige bis keine Enzyme mehr vorhanden und der ›Lebensfunke‹ ist zerstört. Während der Diät müssen Sie allerdings keine zusätzlichen Enzyme einnehmen.

Die Qualität von Nahrungsergänzungsprodukten ist sehr unterschiedlich. Lesen Sie vor dem Kauf die Inhaltsstoffe und Zutaten eines Produktes genau durch und verlassen Sie sich auf Ihr Gefühl, denn nicht jedes Produkt ist für Sie gut geeignet. Oft stimmen die Zusammensetzungen nicht, es sind unerwünschte Zusatzstoffe enthalten oder andere Substanzen, die Ihrem Körper nicht guttun. Informieren Sie sich im Netz und auf den angegebenen Webseiten im Anhang.

## Ein Kapitel für sich: Aminosäuren, die Bausteine des Lebens

Proteine (Eiweiße) sind wichtiges ›Baumaterial‹ für alle unsere Körperzellen. Sie bestehen aus einer oder mehreren langen Ketten, deren einzelne ›Perlen‹ die sogenannten Aminosäuren sind.

Die Ketten können sich mit sich selbst oder mit anderen zusammenlagern und so große Knäuel bilden. Solche Protein-Ketten oder ›Knäuel‹ sind in allen Zellen unseres Körpers zu finden und bilden zum Beispiel unsere Muskulatur, Enzyme, bestimmte Hormone, Antikörper, Blutbestandteile und noch vieles mehr.

Es sind nur 20 verschiedene Aminosäuren (›Perlen‹), die unsere Körperproteine aufbauen. Dabei ist es von entscheidender Bedeutung in welcher Reihenfolge diese 20 Perlen in einem Protein aufeinander folgen. Die Perlen sind nicht untereinander austauschbar! Acht dieser 20 Aminosäuren sind essenziell, das heißt, diese acht müssen durch die Nahrung aufgenommen werden, der Körper kann sie nicht selbst bilden. Wenn eine oder mehrere dieser acht essenziellen Aminosäuren in unserem Essen zu selten vorkommen, kann unser Körper auf Dauer nicht gesund bleiben. Denn dann können viele Protein-Perlenketten nicht gebaut werden.

Vor allem Fleisch, Fisch, Käse, Hülsenfrüchte (Erbsen, Bohnen, Linsen), vegane, pflanzliche Proteinmischungen in Form von Shakes ohne Soja und Molke, oder auch Nüsse und Samen helfen uns, unseren Proteinbedarf zu decken. Leider haben viele dieser Nahrungsmittel auch negative Eigenschaften: Sie haben zum Beispiel ein hohes Potential, bei entsprechend empfindlichen Menschen, Allergien hervorzurufen. Tierische Produkte können mit Rückständen von Tierpharmazeutika aus Mast und Massentierhaltung (Hormone, Anti- biotika) belastet sein, Fisch kann Quecksilber oder andere Schwermetalle enthalten und Hülsenfrüchte können mit Pestiziden o. Ä. belastet sein oder sind für

> **INFO**
>
> ### Die acht für den Menschen essenziellen Aminosäuren
>
> | | |
> |---|---|
> | L-Leucin | (Das L- vor den Namen der Aminosäuren |
> | L-Valin | steht für die sogenannten optischen |
> | L-Isoleucin | Eigenschaften der Stoffe, sie ›drehen‹ |
> | L-Lysin | das Licht in eine bestimmte Richtung. |
> | L-Phenylalanin | Die D-Formen der Aminosäuren ›drehen‹ |
> | L-Threonin | das Licht in die entgegengesetzte Richtung, |
> | L-Methionin | D-Formen spielen jedoch in menschlichen |
> | L-Tryptophan | Zellen keine Rolle.) |

manche Menschen zu schwer verdaulich. Hinzu kommt, dass eine übermäßige Proteinzufuhr den Körper übersäuern kann (siehe Kasten S. 81) und die ausgleichend wirkenden Mineralien werden so verbraucht, statt an anderen Stellen ihre wichtigen Aufgaben zu erfüllen. Und nicht zuletzt fordert und belastet der Abbau von Nahrungsproteinen besonders die Leber und die Nieren mit bestimmten Abfallprodukten, die zuerst weiter abgebaut und dann ausgeschieden werden müssen.

Wenn man all diese negativen Seiten des Nahrungsproteins bedenkt, dann ist die Versuchung groß, auf Proteine möglichst zu verzichten. Doch dann können Mangelsymptome, trotz vermeintlich gesunder Ernährung mit viel Obst und Gemüse auftreten: Müdigkeit, Antriebslosigkeit, Energielosigkeit, schlaffes Gewebe, Verlust von Muskelmasse, Kurzatmigkeit, Blutarmut, brüchige Haare und sogar eine zu geringe Knochendichte gehören dazu; außerdem funktioniert die Entgiftung im Körper beim Mangel an bestimmten Aminosäuren nur schleppend, das hält zu viel Wasser im Bindegewebe zurück: Man fühlt sich dick und aufgeschwemmt und hat oft mit Schwellungen an den Augen oder in den Gelenken zu tun.

Zahlreiche Proteinprodukte wie Proteindrinks, verwenden heute Soja-Protein. Vor allem weil es so billig ist, wird es von den Herstellern gerne eingesetzt. Dabei ist Soja in unfermentierter Form inzwischen sehr umstritten. Soja enhält viele weibliche Hormone und blockiert die Rezeptoren für die männlichen Hormone. Es verringert den oft schon geringen Testosteronspiegel. Das betrifft auch Frauen. Zuviel Soja unterdrückt die Schilddrüsentätigkeit und wirkt sich generell nachteilig auf die Schilddrüse aus. Zudem wird durch Soja die Eiweißverdauung erschwert, was zu vielerlei Beschwerden und Unverträglichkeiten führt.

Nun gibt es eine Kombination aus drei pflanzlichen Proteinen, die besonders wertvoll und hochwertig ist und das volle Aminosäurespektrum abdeckt. Sie ist sowohl für Veganer als auch für Glutenallergiker geeignet.

Die Zahl der Menschen, die nach einer Alternative zu tierischem Eiweiß suchen, nimmt zu. Da kann eine Kombination aus Aminosäuren pflanzlicher Herkunft mit einer hohen biologischen Wertigkeit und einem hohen NNU- Wert sehr hilfreich sein.

**ERBSENPROTEIN** liefert eine hochwertige Kombination essenzieller und nicht-essenzieller Aminosäuren. Bei einem Protein-Anteil von 83,7 g / 100 g ist es die ›Eiweißbombe‹ unter den pflanzlichen Proteinen. Erbsenprotein ist reich an 3-wertigem Eisen, was essenziell für die Resorption von Vitamin C ist. Es enthält die essenziellen Fettsäuren Omega 3 und Omega 6 im optimalen Verhältnis 1:3. Außerdem ist es reich an Aminosäuren L-Arginin, L-Lysin und sogenannten BCAAs (Branched-chain amino acids). BCAAs

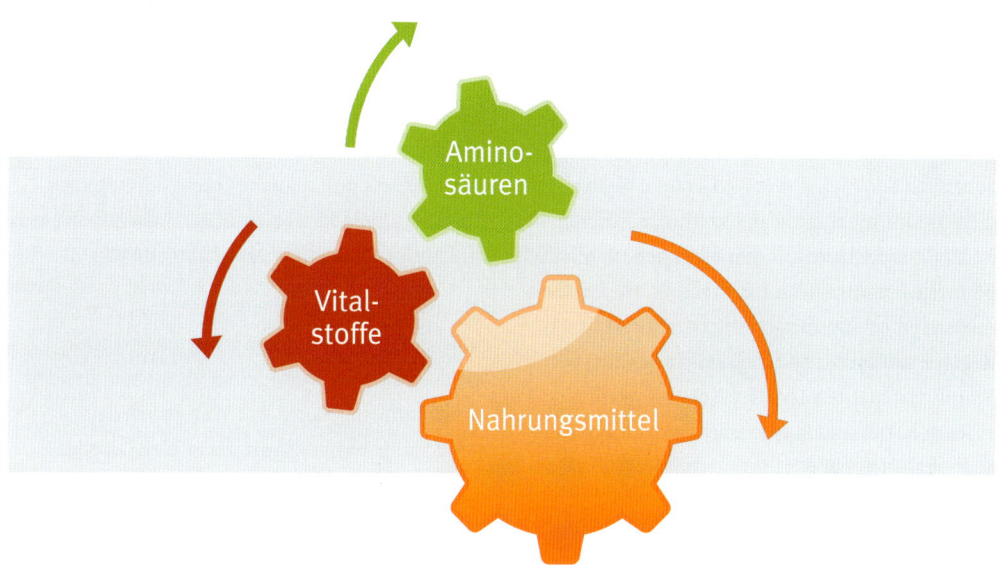

**Abbildung 4** Ernährung im hCG-Programm

können ihre volle Wirkung nur dann entfalten, wenn alle drei Aminosäuren Leucin, Isoleucin und Valin gleichzeitig vorhanden sind. Durch Kombination mit Reisprotein kann der Proteinnährwert von Erbsenprotein noch deutlich angehoben werden.

**REISPROTEIN**, gekeimt und fermentiert, ist besonders wertvoll und hat im Gegensatz zu Naturreis einen sehr hohen Proteingehalt von 80,8 g. Reisprotein ist glutenfrei und hat ein ausgeglichenes Aminosäure-Profil, das heißt, es enthält alle 8 Aminosäuren im genau richtigen Mischverhältnis. Dazu kommt noch ein sehr hoher Anteil der Aminosäure L-Methionin. Es ist zudem besonders reich an Vitaminen (ß-Carotin, Vitamin B1, 2, 3, 5, 6, Folsäure, Biotin; Cholin und Inosit). Die Vitamine schützen die Leber und dienen der Regulation des Cholesterinspiegels. Darüber hinaus enthält Reisprotein Mineralstoffe und Spurenelemente, vor allem Calcium, Kalium, Magnesium, Phosphor, Eisen, Zink, Mangan, Kupfer und Jod in hoher bioverfügbarer Qualität.

**HANFPROTEIN** hat die höchstmögliche Bioverfügbarkeit unter den pflanzlichen Proteinquellen. Es enthält alle Aminosäuren im genau richtigen Mischverhältnis. Besonders zu bermerken ist der hohe Anteil an L-Arginin und den BCAAs. Aber auch die essenziellen Fettsäuren Omega 3 und Omega 6, Zink, Eisen und Magnesium sind reichlich enthalten. Zudem ist es leicht verdaulich.

Besonders für Menschen, die eine gesunde Proteinquelle suchen, für Vegetarier und Veganer aber auch Sportler, ältere und kranke Menschen, die Proteine nicht mehr gut vertragen können, ist ein Proteinshake mit den oben genannten drei pflanzlichen Aminosäuren ideal. Sportler haben mit diesen Aminosäuren eine erheblich kürzere Regenerationszeit. Die Intervalle zwischen den Trainingseinheiten können verkürzt werden und es kann härter und länger trainiert werden. Aber auch Freizeitsportler fällt es damit leichter, Muskeln zu bilden. Haut und Bindegewebe werden gestrafft und als allgemeiner positiver Nebeneffekt wird der Körper nicht übersäuert. Bei der Wahl einer Proteinmischung sollten Sie außerdem auf natürliche Zutaten achten und dass er die so wichtigen sekundären Pflanzenstoffe enthält, da in dieser Form Vitamine, Mineralien, Spurenelemente und Enzyme besonders gut aufgenommen werden. Bezugsquellen finden Sie im Anhang.

## Übersäuerung, Gesundheit und Gewicht

Fühlen Sie sich oft müde, energielos oder gar krank? Die moderne Ernährungs- und Lebensweise kann leicht zu einem unausgeglichenen Säure-Basen-Haushalt führen und viele Menschen ahnen gar nicht, dass eine Übersäuerung maßgeblich an der Entstehung ihrer Beschwerden beteiligt ist. Eine Übersäuerung kann auch eine Ursache für zu viele Kilos auf den Hüften

sein. Übermäßiger Proteinkonsum, Alkohol, Süßigkeiten, zu viel Kaffee, Rauchen, Medikamente, zu viel Stress und manches mehr können dem Körper zu viele Säuren zuführen. Also all das, was im heutigen Alltag zur Normalität gehört.

Ob etwas sauer oder basisch ist, das kann anhand des sogenannten pH-Wertes bestimmt werden: Ist sein Wert kleiner als sieben, handelt es sich um eine Säure, ein Wert größer als sieben zeigt eine Base an. Ist er gleich sieben, dann spricht man von einem neutralen pH-Wert. Säuren und Basen können einander ausgleichen, treffen sie aufeinander verändert sich der pH-Wert in Richtung neutral.

Im Körper gibt es verschiedene pH-Werte: Das Blut ist zum Beispiel annähernd neutral, der Magen extrem sauer, der Dünndarm wiederum recht basisch. An all diesen Orten sorgt der Körper für annähernd konstante pH-Werte, da diese lebensnotwendig sind. So schützt uns der saure Magen vor Bakterien und ermöglicht die ersten Verdauungsschritte, im Dünndarm brauchen die Verdauungsenzyme unbedingt einen basischen pH und eine pH-Wert-Änderung im Blut wäre eine akut lebensbedrohliche Situation. Doch im Bindegewebe ist die Kontrolle des pH-Wertes nicht sehr gut, dorthin verschiebt der Körper einen Säureüberschuss, wenn er nicht genug Basen zum Neutralisieren hat. So versucht er – oft über viele Jahre und Jahrzehnte hinweg – eine Übersäuerung zu kompensieren. Das gelingt auch eine Zeitlang erstaunlich gut. Aber dann

›verschlackt‹ der Körper in seinem Bindegewebe durch die vielen Säuren langsam, bis er sich regelrecht vergiftet und erste Krankheitszeichen auftauchen. Wie lange ein menschlicher Körper einen Säureüberschuss tolerieren kann, das hängt von der individuellen Konstitution, dem Lebensstil und den persönlichen Reserven ab.

Die ersten Folgen der Übersäuerung sind meist noch harmlos: unschöne Fettansammlungen, Übergewicht, Faltenbildung und Cellulite machen auf sich aufmerksam. Der Körper lagert aber auch Schlacken in den Gelenken ab und daraus können Krankheiten wie Arthritis und Arthrose entstehen. Weitere mögliche Folgen einer langfristigen Übersäuerung können Nieren- und Gallensteine sein, sowie Arteriosklerose, Bluthochdruck und im weiteren Verlauf schließlich sogar Herzinfarkt und Schlaganfall.

Mit viel Obst, Gemüse und Salat in der Ernährung, dem Meiden von Übersäuerungsrisiken (siehe oben) und ausreichender Flüssigkeitszufuhr (gutes, stilles Wasser, Kräutertees) können Sie Ihrer Übersäuerung entgegensteuern. Das empfiehlt sich während des hCG-Programmes besonders, denn durch das ›Schmelzen‹ der Fettdepots können massiv Säureschlacken freigesetzt werden.

Die Algen Spirulina und Chlorella, aber auch besonders MSM – organischer Schwefel (Methylsulfonylmethan) – können gerade bei der hCG-Diät eine wertvolle Hilfe bei der Entgiftung leisten, da sie die Nährstoffaufnahme in die Zellen aber auch die Ausscheidung von Schadstoffen aus den Zelle unterstützen und dadurch für einen reibungslos funktionierenden Stoffwechsel sorgen. Der Mangel an organischem Schwefel durch eine falsche Ernährung ist weit verbreitet. MSM wirkt auf die Bildung von Hormonen, Proteinen und Enzymen ein und stärkt die Nerven. Organischer Schwefel wirkt sich positiv auf die Gelenke, die Leber und die Durchblutung aus. Aber auch für die Struktur des Bindegewebes, für eine schöne Haut und Haare und für kräftige Nägel wird es dringend benötigt. MSM, Spirulina und Chlorella bieten unterschiedliche Firmen als Nahrungsergänzung an.

Machen Sie während der Zeit am besten regelmäßig (ein- bis zweimal pro Woche) Basenbäder. Diese regen sehr effektiv die Ausscheidung von Säureschlacken und Giften über die Haut an, sie neutralisieren die Säuren und Ihre Haut wird weich und geschmeidig.

### Basenbäder

4–5 Esslöffel Basisches Badesalz ins warme Badewasser geben. Die Dauer des Basenbades sollte mindestens eine Stunde betragen. Bei Bedarf warmes Wasser nachfüllen.

Wenn Sie für solche Bäder zu wenig Zeit haben, können Sie auch unter der Dusche ›entsäuern‹:

Dafür etwas Basenpulver auf der feuchten Haut verteilen und kräftig mit einem Luffa-Handschuh einmassieren, zuerst warm, dann kalt abduschen. So wird zusätzlich die Durchblutung der Haut gefördert, sie ist anschließend zart und weich.

## Psyche und Motivation während des hCG-Abnehmprogrammes

Um einen langfristigen Erfolg beim Abnehmen zu erreichen, ist es hilfreich, sich einige der psychologischen Mechanismen bewusst zu machen, die hinter dem Problem des Übergewichts stecken können. Da wir alle aus Körper, Geist und Seele bestehen, sind die Gründe für unser Körpergewicht immer vielfältig und können aus allen drei Bereichen kommen. Vielleicht suchen wir durch Essen etwas, dass wir nur auf Seelenebene finden können. Oder wir haben ein emotionales Trauma durchlebt, dass unbewusst dafür sorgt, dass wir uns durch einen dicken Körper schützen und verhindern wollen, dass wir mit anderen Menschen in engeren Kontakt kommen.

Ein weiterer Grund könnte sein, dass wir, genetisch bedingt, eine schlechtere Ausgangsposition als andere Menschen haben oder dass wir von Kindheit an daran gewöhnt sind, falsche Nahrung zu uns zu nehmen, zu viel zu essen oder Essen als Belohnung zu betrachten, die uns an anderer Stelle nicht gegeben wird. Es lohnt sich, einen Blick ›dahinter‹ zu riskieren und ehrlich mit sich zu sein, um die Mechanismen aufzuspüren und aufzulösen, die für unser Übergewicht mit verantwortlich sind.

*»Sie sind ein lebender Magnet. Sie ziehen Menschen, Situationen und Umstände in Ihr Leben, die mit Ihren dominanten Gedanken in Harmonie sind. Alles, womit Sie sich in Ihrem Bewusstsein intensiv beschäftigen, wächst und wird irgendwann zum konkreten Erlebnis.«*

So schreibt der amerikanische Autor Brian Tracy. Das klingt ja erst einmal ziemlich einleuchtend und wertneutral, aber bei näherer Betrachtung, landen wir dann doch wieder bei der Eigenverantwortung und dass wir selbst der Schöpfer unseres Glücks sind.

Sie haben vielleicht schon vom Gesetz der Anziehung gehört: Jeder Mensch zieht all die Dinge, Menschen und Situationen in sein Leben, denen er Energie und Aufmerksamkeit gibt und auf die er sich ausrichtet, seien sie nun positiv oder negativ. Alles, was uns umgibt, spiegelt uns selbst, wir gehen sozusagen in Resonanz mit allem, was uns umgibt. Solange es etwas ist, was uns gefällt, ist alles in bester Ordnung. Aber wehe, wenn etwas nicht so gut läuft, wir verletzt werden oder das Leben uns Steine in den Weg legt! Dann fällt es schwer, darin noch irgend eine Art von Gesetzmäßigkeit zu erkennen, seine eigene Resonanz darin zu finden, geschweige denn, auch noch die Verantwortung dafür zu übernehmen. Da ist es sehr viel angenehmer,

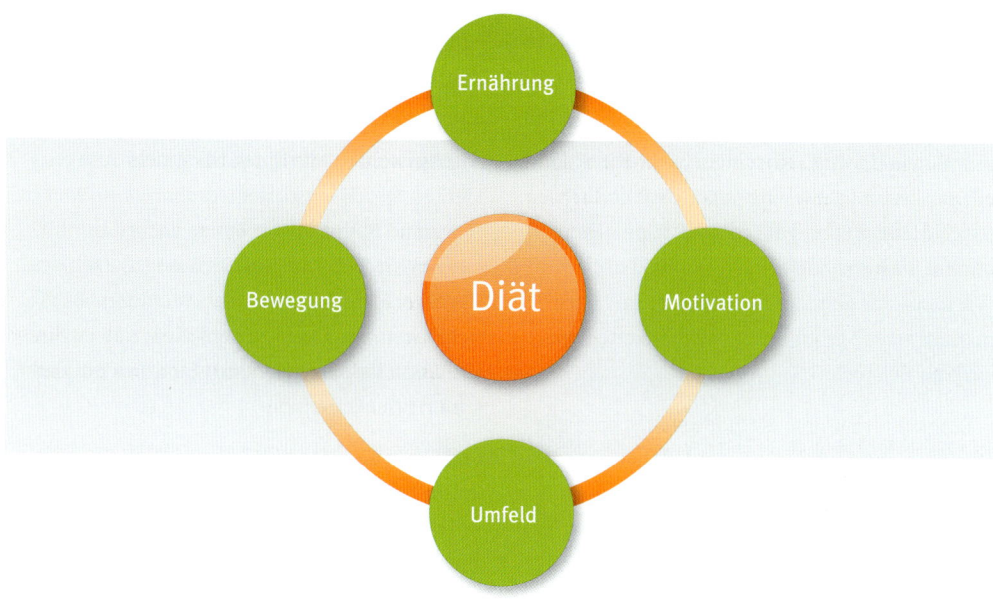

**Abbildung 5** Abhängigkeiten bei einer Diät

in die Opferrolle zu gehen und sich nicht noch eingestehen zu müssen, dass es die falschen Überzeugungen sind, die all das Unangenehme im Leben hervorbringen.

Ein konkretes Beispiel: Eine Frau steht vor einem Spiegel, sie ist unzufrieden mit ihrer Figur, doch laut sagt sie zu sich: »Ich bin wunderschön, fröhlich und schlank.« Die Frau denkt aber, wenn sie in den Spiegel schaut: »Oh je, ich habe ja schon wieder zugelegt und jünger werde ich auch nicht!« Das Gesetz der Anziehung reagiert auf die Gefühle der Frau und nicht auf ihre Worte, die sie ausspricht. Die positive Affirmation »Ich bin wunderschön, fröhlich und schlank« kann so einen Konflikt und damit eine negative Schwingung erzeugen, weil die Frau ja ganz etwas anderes zu wissen meint, als sie sich einreden will. Sie zweifelt an Ihren eigenen Worten!

Finden Sie Ihre persönlichen begrenzenden Glaubenssätze! In obigem Beispiel könnte ein solcher Glaubenssatz vielleicht lauten:

»*Das mit dem Abnehmen funktioniert bei mir sowieso nicht, weil meine Mutter und all ihre Schwestern auch schon übergewichtig waren.*«

Oder vielleicht auch:

»*Ich habe schon hundert Diäten gemacht, das klappt doch sowieso wieder nicht!*«

Wenn Sie derartige Glaubenssätze und Überzeugungen bei sich selbst gefunden haben, dann gilt es, diese zu schwächen bis sie schließlich ausgelöscht sind und durch andere, positivere und für Sie passendere ersetzt sind.

Wie kann sich aber das Gewünschte im Leben manifestieren? Es gibt viele Möglichkeiten, hier ein paar Beispiele:

- Eine sehr wirksame Methode stellen spezielle Hör-Programme dar, die uns durch häufige Wiederholung neu ›programmieren‹ und uns helfen, Altes loszulassen. Informieren Sie sich in Buchhandlungen, im Internet oder in der Bibliothek Ihrer Stadt nach solchen Programmen.

- Sie können Ihrem Gehirn helfen, den Begriff ›Essen‹ zu einem positiv besetzten Wort werden zu lassen: Essen ohne schlechtes Gewissen, ohne Dickwerden und ohne endloses Kalorienzählen. Genießen statt schmerzvollem Verzicht! Lassen Sie Ihrer Kreativität beim Zubereiten Ihrer Mahlzeiten freien Lauf. Nehmen Sie jeden Bestandteil, den Sie hinzufügen einzeln wahr: Wie fühlt er sich in der Hand an? Wie riecht er? Ist er nass oder trocken? Schließen Sie immer wieder einmal die Augen und lassen Sie die Eindrücke so noch intensiver werden, ohne dass Sie die Zutaten essen müssen. Richten Sie Ihr fertiges Essen schön an, genießen Sie es mit den Augen. Genießen Sie den Duft mit der Nase. Nehmen Sie sich richtig Zeit zum Essen. Essen Sie langsam, schmecken Sie bei jedem einzelnen Happen nach. Welche Zutaten können Sie herausschmecken? Erkennen Sie Geschmackskombinationen, die Ihnen besonders zusagen? Merken Sie, dass sich der Geschmack im Mund vorne und hinten an der Zunge anders anfühlt? Merken Sie, dass der Geschmack sich nach dem Herunterschlucken nochmals verändert? Es gibt viele Arten, das Essen zu genießen, nutzen Sie sie, damit Essen einen neuen Eindruck bei Ihnen hinterlassen kann!

- Machen Sie sich die Bedeutung von Essen in Ihrem Leben bewusst. Manchmal ist Essen Zeitvertreib bei Langeweile. Beschäftigung neben anderen ›Tätigkeiten‹ (Fernsehen!), Gewohnheit, gesellschaftliches Muss (Geschäftsessen) und manches andere mehr. Denken Sie darüber nach, welchen Stellenwert Essen für Sie in unterschiedlichen Situationen hat und versuchen Sie, die Bedeutung zu verringern. Wir müssen essen, es ist wichtig, um zu überleben, und es ist schön, eine leckere Mahlzeit zu essen. Aber Essen und Nicht-Essen ist weder das, worum sich das Leben drehen soll, noch darf es zum ›Nebenbei‹ verkommen.

## Kritische Stimmen zum hCG-Abnehmprogramm

Ungeachtet der vielen positiven Ergebnisse mit hCG-Abnehmkuren bei übergewichtigen Personen, war und ist die Anwendung des Hormons in der Behandlung von Fettleibigkeit schon immer Gegenstand vieler Kontroversen gewesen und ist es auch heute noch. Von verschiedenen Seiten werden immer wieder Zweifel an der beschriebenen hCG-Abnehmwirkung geäußert. Diese kritischen Argumente sollen keinesfalls unter den Tisch fallen. Deshalb werden die wichtigsten Stimmen hier aufgegriffen und Antworten darauf gegeben:

**Kritik:** »*Die Wirkung von hCG ist wissenschaftlich nicht bewiesen!*«
Es gibt derzeit keine wissenschaftliche Studie, die die Abnehmwirkung von hCG einwandfrei nachweist. Allerdings sprechen Tausende Menschen, die mit der hCG-Abnehmkur ihr Gewicht dauerhaft verloren haben, für sich. Der beste Beweis für die Wirksamkeit einer Methode ist der reale Erfolg.

**Kritik:** »*Die Wirkung von Homöopathie im Allgemeinen und homöopathisch aufbereiteten hCG-Tropfen ist wissenschaftlich nicht bewiesen!*«
Dieser Kritikpunkt ist so alt wie die Homöopathie selbst. Er wird vor allem von der klassischen Schulmedizin angebracht, die behauptet, dass homöopathische Arzneimittel allein schon wegen der erheblichen Verdünnung nicht wirksam sein können. Wirkstoffe seien nur noch in kleinsten Mengen, wenn überhaupt, nachzuweisen und in der Dosierung deshalb zu gering. Gleiches gilt auch für die Kritik an homöopathisch aufbereiteten hCG-Tropfen. Gegen den Kritikpunkt stehen über 200 Jahre erfolgreicher Einsatz der Homöopathie weltweit. Jeden Tag wird in den Praxen von Homöopathen die Wirksamkeit dieser Anwendungen aufs Neue eindrucksvoll bewiesen. Homöopathie funktioniert! Und sie funktioniert gerade durch die bewusste ›Verdünnung‹ der Wirkstoffe, das Potenzieren. So ist es auch mit den homöopathischen hCG-Tropfen, die das Hormon potenziert enthalten. Mittlerweile gibt es hormonfreie hCG-Tropfen. Sie auch hierzulande als Nahrungsergänzung angeboten.

**Kritik:** »*Die Einnahme eines Hormons ist gefährlich!*«
Hormone sind wichtige Botenstoffe des Körpers und haben schon in kleinen Mengen Auswirkungen auf das gesamte menschliche System. Von daher enthält dieser Kritikpunkt einen allgemeinen wahren Kern. Dennoch kann man nicht sagen, dass Hormone generell gefährlich sind. Negative Wirkungen von Hormonen kennt man vor allem von den gesundheitlichen Schäden, die die jahrelange Einnahme der Pille oder die Hormonersatztherapie hervorrufen können. Grundsätzlich muss man bei der Einnahme von Hormonen jedoch Folgendes betrachten: Die Hormone, mit denen die Schulmedizin in den meisten Fällen arbeitet, sind den natürlichen Hormonen nur ähnlich nicht identisch. Diese ›pharmazeutischen‹ Hormone wurden in ihrer chemischen Struktur verändert, um sie patentierbar zu machen, damit sie Gewinn bringen können für die Pharmaindustrie. Die meisten

unerwünschten Nebenwirkungen entstehen durch den Einsatz dieser veränderten Hormone. Natürliche und sogenannte bioidentische oder naturidentische Hormone entsprechen hingegen den körpereigenen Hormonen und werden u.a. in der natürlichen Hormontherapie schon seit Mitte der 1950er-Jahre ohne erkennbare Nebenwirkungen eingesetzt.

Eine gute Alternative stellen mittlerweile die als Nahrungsergänzung erhältlichen hormonfreien Tropfen dar. Der Versuch von Ärzten, die hCG-Tropfenkur in den Bereich des Placebos zu rücken ist, wie gesagt, so alt, wie die Homöopathie selbst.

**Kritik:** »*Durch eine 500-Kalorien-Diät drohen Mangelernährung und Folgeschäden!*«
Ziel jeder Diät ist es, den Körper anzuregen, sein überschüssiges Fett abzubauen. Durch das hCG-Abnehmprogramm greift der Körper nun gezielt auf jene hartnäckigen und sonst ›diätresistenten‹ Fettreserven zu und deckt damit weitgehend seinen täglichen Kalorienbedarf. Ergänzend zur Diät wird die Einnahme von Vitaminen, Mineralien und Spurenelementen empfohlen. Dadurch wird der tägliche Bedarf an diesen Stoffen gedeckt.

**Kritik:** »*Der Abnehm-Effekt kommt nur durch die Diät, nicht durch hCG!*«
Selbstverständlich ist die 500-Kalorien-Diät ein wesentlicher Bestandteil des hCG-Abnehmprogrammes. Der gesunde Organismus benötigt täglich mehr als 500 Kalorien. Den Mehrbedarf deckt er durch den Abbau von Körperfett. Jeder, der schon einmal eine normale Niedrigkalorien-Diät gemacht hat, oder sogar schon gefastet hat, ohne hCG-Gaben, der weiß, dass nicht unbedingt die gewünschten Fettreserven verschwinden, sondern der Körper je nach Diät zuerst einmal Wasser und auch Muskelmasse verliert. Hinzu kommt, dass die Laune während einer normalen Diät meist schlecht und das Hungergefühl groß ist. Eine 500-Kalorien-Diät ohne hCG würde man also nicht lange aushalten. Durch die Einnahme von hCG-Tropfen wird die Fettreduktion genau dort gefördert, wo sich die Problemzonen befinden, die Stimmung aufgehellt und das Hungergefühl durch das Umschalten auf den Fettverbrennungsmodus entscheidend gedämpft. Die hCG-Tropfen führen zusammen mit einer 500-Kalorien-Diät in kürzester Zeit zu einem maximalen Gewichtsverlust.

Wer es etwas langsamer angehen lassen möchte, kann die hCG Diät auch mit 700 – oder 800 kcal täglich machen.

**Kritik:** »*Laut der amerikanischen Gesundheitsbehörde (FDA) hilft hCG nicht beim Abnehmen!*«
Das ist das Ergebnis einer Untersuchung aus den 1970er-Jahren. Die Gutachter kamen damals zu diesem Ergebnis, ohne die Kur zu kennen. Angesichts tausender Erfahrungsberichte von Menschen, die dank hCG ihre Pfunde verloren haben, klingt das Ergebnis der FDA wenig glaubwürdig.

**Kritik:** »*Die hCG-Kur ist teuer!*«
Das trifft für die konservative Spritzen-Kur sicher zu. Allein das mehrmals wöchentliche Spritzen des Hormons und die regelmäßigen Besuche beim Arzt führen dazu, dass die Kur lange Zeit den Wohlhabenden vorbehalten blieb. Durch die moderne Möglichkeit, das Abnehmprogramm mit homöopathisch aufbereiteten Tropfen zu machen, wurde sie erheblich günstiger und für jeden erschwinglich.

**Kritik:** »*Spritzen sind wirksamer als Topfen!*«
Für diese Aussage gibt es keinen Beweis. Die Erfahrung an zehntausenden von Anwendern zeigt, dass Tropfen genauso schnell und gut wirken wie Spritzen. In der Kur werden die hCG-Tropfen so eingenommen, dass sie noch ca. eine Minute unter der Zunge im Mund verbleiben. Über die feinen Kapillaren in der Mundschleimhaut gelangt das Mittel schnell und sicher in den Körper.

## Erfahrungsberichte mit dem hCG-Abnehmprogramm

Bevor ich zu den Erfahrungen anderer komme, möchte ich von meinen eigenen Erfahrungen mit der hCG-Kur berichten:

Ich bin Mitte fünfzig und eigentlich relativ zufrieden mit meinem Gewicht. Ich habe aber immer aufgepasst, dass mein Gewicht nie über eine bestimmte Grenze geht. Gesegnet mit einem guten Stoffwechsel konnte ich fast alles essen ohne nennenswert zuzulegen. Bis es dann doch eines Tages so weit war. Die berühmten Röllchen am Bauch waren da, die sich so unangenehm beim Sitzen und in engen Hosen bemerkbar machen, und sie wollten einfach nicht mehr weichen.

Der Zufall wollte es, dass ich gerade da von der hCG-Spritzenkur erfuhr. Ich begann zu recherchieren. Das, was ich hauptsächlich im Ausland gefunden habe, hat mich immer neugieriger werden lassen. Vor allem die vielen begeisterten Stimmen und Erfahrungsberichte von Menschen, die endlich dank hCG aus einer für sie aussichtslosen Situation herauskamen.

Das wollte ich selber an mir ausprobieren. Eines war sicher, eine Spritzenkur kam für mich auf keinen Fall in Frage. Durch meine Arbeit mit natürlichen Hormonen ermutigt, begann ich die hCG-Kur mit homöopathischen Tropfen.

Die zwei Vorbereitungstage sind mir am schwersten gefallen. Ich war danach richtig erleichtert, nichts oder nur mehr wenig essen zu müssen. Richtig Hunger hatte ich während der Diätphase nur an zwei Tagen und aufgrund eines Fehlers von mir: Ich hatte das Mittagessen ausfallen lassen. Das war hart. Also bitte nie eine Mahlzeit auslassen! Das zweite Mal hatte ich mich körperlich zu stark verausgabt. Ich habe an mir und auch an anderen festgestellt, dass es am besten ist, wenn man keine zu anstrengenden Sportarten während der Diätphase betreibt. Das ist auch gar nicht nötig, da der Körper selbstständig Fett in Muskeln umbaut, wie mir meine

Waage bestätigt hat. Wenn man, wie es manchmal vorkommt, etwas sehr Anstrengendes vorhat, wie z.B. eine lange Autofahrt und man dann plötzlich merkt, wie der Körper abbaut, empfehle ich für diesen Fall, immer einen Apfel oder ein Stück Traubenzucker bereitzuhalten. Sicherheit geht auf jeden Fall vor.

**Hier ein paar Punkte, die mir während meines hCG-Abnehmprogrammes aufgefallen sind:**

- Ich habe sowohl homöopathische als auch hormonfreie, energetisierte hCG-Tropfen getestet. Beide wirkten schnell und gut.

- Ich habe mich die ganze Zeit voller Energie gefühlt und war extrem gut drauf. In der Zeit meines hCG-Abnehmprogrammes war ich besonders kreativ und habe viel gearbeitet. Wesentliche Teile dieses Buches sind schon während der Diätphase entstanden.

- Mein Schlaf war tief und fest, morgens war ich früher wach und besser ausgeschlafen als sonst.

- Meine Haut ist schöner, glatter und weicher geworden, obwohl ich so gut wie keine Creme verwendet habe, nur Aloe Gel und fettfreies Augen-Gel.

- Mein Körper hat sich neu geformt. Die Fettröllchen, die mich gestört haben, sind alle weg. Mein Gesichtsausdruck ist klarer und ich bin oft gefragt worden, was ich denn gemacht hätte, ich würde so gut aussehen.

- Das Essen habe ich mir abwechslungsreich gestaltet. Ich empfehle, das Essen schön anzurichten und sich bewusst dem Essen zu widmen. Nicht nebenher oder gar neben dem Fernsehen essen!

- Ich genieße heute, nach der Diät, den Geschmack einzelner Speisen mehr als früher und bin schneller satt.

Ach so, fast hätte ich es vergessen:
Am Anfang meiner hCG-Kur habe ich 62 kg gewogen, bei einer Größe von 172 cm. Am Ende waren es dann 58 Kilo, wobei ich schon in der Diätphase die Kalorienzahl verdoppeln musste, weil ich mein Traumgewicht erreicht hatte.

### Frau, 36 Jahre, 19 Kilo abgenommen

»Ich versuche seit ca. 20 Jahren schon fast verzweifelt abzunehmen. Mit den herkömmlichen Mitteln, die im Handel erhältlich sind, hatte ich keinen Erfolg. Ganz im Gegenteil, statt abzunehmen, habe ich immer noch mehr zugenommen. Ich war so weit, mir selbst zu sagen: »Lass es einfach, es bringt ja nichts!« Dann habe ich durch Zufall von hCG erfahren. Ich begann die Kur mit dem Hintergedanken, dass es ja wahrscheinlich wieder ein Schuss in den Ofen wird. Nach einer Woche kam die erste Überraschung, ich hatte abgenommen! Oh Wunder! Dann hoffte ich, nur nicht wieder zuzunehmen. Und was ist passiert? Auch in der zweiten und dritten Woche habe ich abgenommen. Voller Freude hängte ich gleich noch eine zweite Diätphase dran.

Nach diesen sechs Wochen habe ich erst mal eine Pause eingelegt. Und was ist danach passiert? Nichts, leichte Gewichtsschwankungen, aber kein Jo-Jo-Effekt. Nach ungefähr drei Monaten habe ich beschlossen nochmals zwei Kuren zu machen. Es hat wunderbar funktioniert.

Mit der Diät gibt es keine Probleme. Selbst nach sechs Wochen Diät hatte ich keine Probleme, etwas zu Essen zu finden. Ich durfte sehr viel Salate und Gemüse essen, hatte keinen Hunger und auch keine Heißhungerattacken. Süßes ist nicht erlaubt, aber mir ging es auch überhaupt nicht ab.

Mein Fazit lautet: Zum Abnehmen ohne Jo-Jo-Effekt gibt es nichts Einfacheres und Besseres als hCG. Am besten selbst mal ausprobieren, und jeder wird angenehm überrascht sein.

Ach übrigens, hCG ist nicht nur für Frauen gedacht, auch Männer können diese Kur ohne Gefahr machen. Wen es interessiert, ich habe insgesamt 19 Kilo abgenommen.«

### Frau, 65 Jahre, Kur zu Körperstraffung, Erfahrung der ersten Woche

»Ich bin 65 Jahre alt, 1,70 Meter groß und wiege 59 kg. Es ging mir bei der Kur nicht so sehr darum, viel Gewicht zu verlieren, sondern um die Straffung der Muskulatur und des gesamten Körpers. Die ersten zwei Tage mit den Tropfen und der Schlemmerkur waren etwas mühsam, da ich es nicht gewohnt bin, so viel und fett zu essen. In den nächsten beiden Tagen habe ich zu meinem persönlichen Rhythmus finden müssen mit den Tropfen und dem Essen. Mit 6 x 5 Tropfen ging es mir recht gut, mit 3 x 10 Tropfen weniger, ab dem dritten Tag bis heute habe ich mich auf 4 x 5 Tropfen und am Abend 10 Tropfen eingependelt, und dabei fühle ich mich am wohlsten. Mit den Mahlzeiten erging es mir anfangs ähnlich wie an den Vorbereitungstagen. Ich hatte für mein Gefühl zu viel gegessen, die MAP am Abend zu spät eingenommen und hatte ein starkes Völlegefühl und eine leichte Gewichtszunahme. Trotzdem war mein Taillenumfang um zwei Zentimeter weniger, also wurde schon Fett in Muskulatur umgewandelt.

Am dritten Tag waren dann ganz leichte Verspannungen und Kopfschmerzen da, aber ich hatte meinen Essensablauf besser im Griff. Ab dem vierten Tag hatte sich alles eingespielt, es gab keinen Hunger und keine Müdigkeitserscheinungen mehr und mein Gewicht hat sich um zwei Kilogramm reduziert.

Ich freue mich auf die nächsten 14 Tage, denn ich habe das Gefühl, dass sich mein gesamtes Essverhalten verändert. Auf Süßigkeiten zu verzichten ist mir immer sehr schwer gefallen und diesmal denke ich nicht einmal daran.«

### Mann, 50 Jahre, sechs Kilo abgenommen

»Das Wichtigste vorweg: Das hCG-Abnehmprogramm funktioniert! Natürlich war ich am Anfang skeptisch, als mir meine Frau von der Diät erzählte und mich fragte, ob wir sie zusammen machen wollten. Zumal es die erste Diät in meinem Leben war. Über die Jahre hatte sich bei mir doch an einigen Stellen Wohlstandsfett angesammelt – vor allem an der Brust und am Bauch. Ich machte also trotz Skepsis mit. Bereits in der ersten Woche schmolzen die Pfunde nur so dahin.

Die Diät zu zweit zu machen war sehr unterhaltsam. Das tägliche Wiegen wurde jeden Morgen mit einem neugierigen »Und …?« begleitet und manchmal war bei meiner Frau die Enttäuschung groß, weil der Gewichtsverlust bei ihr langsamer vorankam als bei mir. Auch das Einhalten der strengen Diät und die Beschränkung auf ganz bestimmte Lebensmittel habe ich mir erheblich stressiger vorgestellt. Statt der erwarteten Eintönigkeit der Speisen gab es interessante neue Geschmackskombinationen, die mittlerweile sogar Einzug in unseren ganz normalen Speiseplan gefunden haben.

Nicht ganz einfach ist das Einhalten der Diät auf geschäftlichen Reisen. Aber bald hatte ich den Bogen raus, wie und was man bei einer Bestellung im Restaurant beachten muss und für längere Bahn- oder Autofahrten konnte ich leckere Salate vorbereiten und für unterwegs mitnehmen. Gerade bei Restaurantbesuchen war ich überrascht, wie hilfsbereit und freundlich Kellner und Küche auf meine Bitte reagierten, absolut fettfrei und kohlehydratfrei zu kochen.

Am Ende der dreiwöchigen Diätphase hatte ich sechs Kilo abgenommen. Das waren sogar zwei Kilo mehr als ursprünglich beabsichtigt. Und das Schöne daran: Das überflüssige Fett ist genau an den Stellen verschwunden, wo es mich schon immer am meisten gestört hat.

Noch einen praktischen Hinweis zur Stabilisierungsphase nach der Diät: Ich habe den Fehler gemacht, gleich an den ersten Tagen der Stabilisierungsphase wieder ›normal‹ zu essen. Zwar ohne Zucker und Kohlenhydrate, aber mit einem Gläschen Wein und stärkehaltigem Gemüse. Der heilsame Schock auf so viel Unvernunft: Innerhalb eines Tages zeigte die Waage plötzlich wieder eine Gewichtszunahme von einem Kilo an. Gottlob handelte es sich offenbar um Wasser und das verschwand schon einen Tag später wieder.

Geblieben ist aber die Erkenntnis, den Übergang von der Diät zur normalen Kost langsam und behutsam angehen zu lassen und sich dabei genau zu beobachten.

Unterm Strich: Eine wirklich tolle Diät mit beeindruckender Wirkung, die auch wir Männer ohne Probleme durchstehen.

Auch mehrere Monate nach dem Abnehmprogramm halte ich mein Gewicht auf dem Stand zum Ende der Diät! Mich jeden Morgen zu wiegen habe ich beibehalten und sehe deshalb, dass ich mal ein halbes Kilo mehr oder weniger auf die Waage bringe. Je nachdem, was und wie viel ich am Vortag gegessen habe. Der gefürchtete

Jo-Jo-Effekt ist aber vollständig ausgeblieben und es gelingt mir, mein neues Gewicht problemlos zu halten. Ohne Stress und ohne Einbußen an Lebensfreuden. hCG sei Dank!«

### Mann, 45 Jahre, sieben Kilo abgenommen

»Das hCG-Programm ist wirklich etwas Spezielles für Körper und Seele. Die Programm-Wochen habe ich sehr positiv erlebt, positiv im Körper mit schnell sieben Kilo weniger, positiv auch im Geist mit viel Motivation und Lebensfreude. Es war bereichernd zu erfahren, wie wenig der Mensch an Kalorien braucht und trotzdem kraftvoll im Alltag stehen kann. Und alles begleitet mit frisch erwachtem Tatendrang, das Leben voller Freude zu leben.
Irgendwie hat das hCG-Programm befreiend und motivierend auf Körper und Geist gewirkt. Ich spüre heute noch, wie mein Körper mir dankbar ist, für die Zeit mit hCG, leichter, beschwingter und echt gut.«

### Frau, 52 Jahre, vier Kilo abgenommen, und Mann 61 Jahre, vier Kilo abgenommen

**FRAU:** »Eine kurze Bestandsaufnahme von meiner Seite: Das, was wir uns während der Aufladetage auf die Hüften gefuttert hatten, bin ich auch gleich am ersten Tag wieder losgeworden. Sehr angenehm! Das Völlegefühl war wirklich kaum noch zum Aushalten und ich habe echt tausendmal mehr gegessen, als ich Lust hatte. So muss es Schauspielern gehen, die für eine Rolle zunehmen müssen. Grauenhaft!

Nun geht es also in die entgegengesetzte Richtung und ich kann sagen: Es ist wie eine Dauerekstase! Ich habe heute meinem Mann versucht zu erklären, wie ich mich fühle: Es ist wie ein inneres Lachen ... alles ist so leicht und froh, und wo ich hinschaue ... alles ist schön! Ich sage dauernd: »Das sind die Schwangerschaftshormone!« und ich muss noch mehr lachen, weil mein Mann auch endlich mal in den Genuss dieser Hormone kommt. Damit hatten wir eigentlich in diesem Leben nicht mehr gerechnet ... ;-))

Körperlich ist es gut auszuhalten mit dem Hunger. Er ist immer wieder da, wenn wir die Zeit überziehen. Dann bekomme ich Kopfschmerzen und muss ganz schnell was essen. Da das Essen sehr schnell zubereitet ist, gehen die Symptome auch ganz flott wieder weg.

Heute waren wir sogar essen. Der Koch im Restaurant war erstaunlich kooperativ! Und gestern war ich in einem Drogeriemarkt und sagte: »Wir nehmen gerade ein homöopathisches Mittel und da darf kein Fett oder Öl auf die Haut ... Haben Sie da was?« Und die Damen waren sehr bemüht, das Richtige zu finden. Letzten Endes sind wir dann beim Aloe-Gel gelandet. Und mein erstes Basenbad war auch paradiesisch.«

**MANN:** *hCG – das Jubeln der Zellen!*

»Wo könnte ich beginnen? Wohl am ehesten dort, wie ich den Körper sehe und verstehe und wie seit vielen Jahrzehnten eine Liebesbeziehung zu meinem Körper wuchs. Seit den 1970er Jahren meditiere ich. Das eröffnete mir im Laufe der Zeit eine gute Sicht auf meine innere Landschaft und ein feines Sensorium für das Klima in mir. Der Körper ist dabei wie eine Geige; wie ein Meisterinstrument, das immer wieder gestimmt werden will. Das Zuwendung braucht, Können, Wissen, Achtsamkeit, Respekt und Liebe. Und auch einen Service im Sinne einer Erneuerung. So war die hCG-Diät für mich eine Art Retreat im Alltag. Das tägliche Wiegen am Morgen, das bewusste Essen, das klare Wasser zwischendurch, die Freude über die wonnigen Fluten, die hCG in mir auslöste ... All das genoss ich wie ein Ritual.

Bei der Einnahme der Tropfen habe ich zu Beginn etwas experimentiert, schwang mich jedoch bald auf 3 x 10 Tropfen etwa eine Viertelstunde vor dem Essen ein. Am erstaunlichsten war für mich die tägliche Erfahrung: Ich habe keinen Hunger! Ich hielt regelrecht Ausschau: Wo bleibt denn nur der Hunger? Wo um alles in der Welt lauert das grantige Gefühl, das ich gut kenne, wenn Schmalhans Küchenmeister wird?

Tatsache ist – meine Tage glitten dahin. Ich war von morgens früh bis abends spät in einem Flow. Wow! Und obwohl ich die Fantasie hatte, nicht Tonnen abnehmen zu müssen, schmolzen Tag für Tag die Pfunde. Wie erfreulich! Vier Kilo waren es insgesamt, mehr, als ich erwartet hatte. Wo waren die bloß?

Ein Erlebnis möchte ich zum Schluss noch erzählen. Gleich zu Beginn der Kur schenkte ich mir einen feierlichen Abend. Zündete Kerzen an, zauberte den Geruch von Sandelholz in mein Zimmer, meditierte lange, nahm als Höhepunkt eine Pipette mit hCG. Danach intensivierte ich den Kontakt zu meinem Körper. Hörte den Zellen zu. Lauschte. Ich hatte den sicheren Eindruck, Zeuge zu sein, wie sich eine Information in meinem Körpergefährt löschte. Die Information, Fett für schlechte Zeiten ansammeln zu müssen. Etwas in mir verstand: Dies ist ein überholtes Programm. Es mag nützlich gewesen sein. Doch nun ist es unnütz. Belastend im wahrsten Sinn des Wortes. Etwas in mir ließ los ... und ich füllte den freien Raum mit absichtlicher Information. Meinem Idealgewicht. Dieses zu spüren: Wie gut! Ein Jubel für die Zellen: hCG!«

### Frau 38 Jahre, sieben Kilo abgenommen

»Ich habe mich, bis auf klitzekleine Ausnahmen, strikt an den Plan gehalten und ihn vier Wochen durchgehalten. In dieser Zeit habe ich dreimal pro Woche ein Herz-Kreislauf-Training in einem Calory-Coach-Studio gemacht, in dem ich sonst auch regelmäßig trainiere. In der ersten Woche war ich ab und zu noch etwas schlapp und müde, doch dann habe ich mich absolut bestens gefühlt. Wohl dank der Tropfen konnte ich mit vereinzelt auftretenden Hungergefühlen sehr gut umgehen und mich an den Essensplan halten.

Ich habe am ganzen Körper Fett verloren, vor allem habe ich einen schönen flachen Bauch bekommen. Inzwischen passe ich in Hosengröße 38. Die Beine werden immer schlanker und auch straffer. Gewichtsverlust sieben Kilo, Fettverlust 5 % (von 30 % auf 25 %), Taillenumfang 7 cm weniger. Mit hCG bin ich auf den niedrigsten Gewichtsstand seit 20 Jahren gekommen und das auch noch mit einem gezielten Fettabbau an Bauch, Armen und Beinen.

In der ersten Woche der Stabilisierungsphase habe ich noch weitere 500 g abgenommen und den Fettanteil deutlich reduziert, ich freue mich, dass das jetzt noch so weitergeht. Auch der Muskelaufbau schreitet fort.

Inzwischen habe ich mich so an diese Essweise gewöhnt, dass es mir sehr leicht fällt, sie weiter beizubehalten. Ich freue mich auf meine schlanke Zukunft!«

*Ihr Mann, ein Arzt, der die Diät nicht mitgemacht hat, schrieb ihr:*

»Mein liebster Schatz, Du wolltest von mir ein Feedback zu Deiner großartigen und suuuupererfolgreichen Kur mit dem hCG-Komplex und Deiner 500-kcal-Diät. Also, da lässt sich Folgendes sagen: 500 kcal pro Tag sind enorm wenig und da weiß jeder, dass die große emotionale Krise vorprogrammiert ist – Sie blieb bei Dir vollkommen aus, ganz im Gegenteil, Du hast diese Diät mit Leichtigkeit nicht ertragen, sondern betrieben, um Dein Ziel zu erreichen.

Du hast über die lange Zeit von vier Wochen relativ simple Proteinquellen akzeptiert, die aber immer vom Grill kamen und so – zusammen mit Deinem erlaubten Gemüse – immer eine schöne, wenn auch kleine Mahlzeit darstellten.

Wenn mir ein Mensch sagt, sein Motto sei: »Ich esse gern!«, und dieser Mensch nun diese Diät macht und dann mit diesen wenigen Kalorien auskommt, kann ich als klassischer Mediziner nur sagen, das mit der reinen Energie im Fläschchen ist kein Hokuspokus sondern Realität. Ich glaube von nun an wirklich daran, weil Du sonst niemals diese vier Wochen durchgestanden hättest!«

# Häufig gestellte Fragen zur hCG-Kur

Hier finden Sie die häufigsten Fragen, die mir im Zusammenhang mit der hCG-Diät gestellt wurden und die entsprechenden Antworten darauf.

## Allgemeine Fragen zur hCG-Kur

### Was ist hCG?

hCG (humanes ChorionGonadotropin) ist ein Hormon, dass alle Menschen in sehr geringen Mengen in der Hypophyse bilden, bedeutender ist es allerdings in der Schwangerschaft. Es ist bereits kurz nach der Befruchtung erhöht und wird bei Schwangerschaftstest nachgewiesen. Es ist notwendig für die Einnistung des befruchteten Eies und zum Erhalt der Schwangerschaft in der Zeit danach. Außerdem signalisiert hCG dem Körper der Schwangeren, bei Nahrungsknappheit Fettreserven schnell als Energie freizusetzen, um die weitere Entwicklung des wachsenden Kindes sicherzustellen. ›Nebenbei‹ sorgt hCG dafür, dass sich eine Frau während der Schwangerschaft gut und leistungsfähig fühlt.

### Wie wirkt hCG im hCG-Abnehmprogramm?

Einerseits mobilisiert hCG direkt die Fettdepots, andererseits hat es einen positiven Einfluss auf die Bildung von männlichen Geschlechtshormonen, die für beide Geschlechter wichtig für eine gute Fettverbrennung sind. Im hCG-Programm werden diese Eigenschaften genutzt, um bei Frauen und Männern gerade die Fettreserven an Bauch, Hüfte, Oberarmen und Oberschenkel abzubauen. Ohne hCG würden in erster Linie Wasser und andere Gewebe reduziert, die nach der Diät meist schnell wieder aufgefüllt würden (Jo-Jo-Effekt).

### Warum hört man erst jetzt vom hCG-Abnehmprogramm?

In den USA ist die Diät weitaus bekannter als bei uns. Entwickelt wurde sie in den Grundzügen bereits in den 1950er-Jahren. Allerdings musste das Hormon bislang täglich bis mehrmals in der Woche gespritzt werden, was diese hCG-Kur sehr teuer und aufwändig machte. Nur wenige konnten sich die Kur leisten. Meist reisten die Abnehmwilligen dafür in Spezialkliniken. Tatsächlich wurde diese Diät-Form von den Reichen als Geheimnis gehütet, daher kommt es erst jetzt in die Öffentlichkeit.

### Warum sind Tropfen besser als Spritzen?
Von der Wirksamkeit her unterscheiden sich Tropfen und Spritzen nicht. Spritzen sind jedoch nicht jedermanns Sache. Sie sind teuer, nicht jeder möchte sich selber spritzen und dann sind häufige Arztbesuche nötig.

### Ist es nicht bedenklich, Hormone einzunehmen, um abzunehmen?
hCG-Abnehmkuren gibt es seit rund 60 Jahren und laut Dr. Simeons wurden keine negativen Nebenwirkungen beobachtet. Lediglich Kinder und Schwangere sollten von der Durchführung des hCG-Programmes absehen, denn bei diesen Menschen liegen keine Erfahrungen vor. Kranke Menschen sollten mit ihren Therapeuten darüber sprechen, ob die Diät für sie sinnvoll ist.

Es gibt seit kurzem auch hier eine völlig hormonfreie Variante von hCG, ein als Nahrungsergänzung erhältliches Produkt mit Aminosäuren und den wichtigen B-Vitaminen. Die Tropfen enthalten Substanzen und gezielte Informationen, die das Abnehmen noch wirkungsvoller unterstützen.

### Woraus wird hCG gewonnen?
Das Hormon wird auf natürlichem Weg aus dem Urin schwangerer Frauen gewonnen.

### Ist hCG nicht ein weibliches Hormon und deshalb gefährlich für Männer?
Bei hCG handelt es sich um ein geschlechtsneutrales Hormon, welches beide Geschlechter bilden können. Es wird jedoch in der Schwangerschaft in deutlich größeren Mengen gebildet, dadurch wird es jedoch nicht zum ›weiblichen‹ Hormon.

### Welche Nebenwirkungen hat die hormonelle Gewichtsreduktion und das Hormon hCG?
Dr. Simeons hat an Tausenden Patienten beiderlei Geschlechts keine nennenswerten Nebenwirkungen bei der Anwendung von hCG festgestellt. Und auch in anderen Kliniken, die diese Diät durchführen, wurden keine negativen Auswirkungen beobachtet. Das Hormon wird nicht im Körper gespeichert sondern nach wenigen Tagen komplett aus dem Körper ausgeschieden.

### Ich habe eine Schilddrüsenunterfunktion und nehme Schilddrüsenhormone ein. Kann ich trotzdem das hCG-Abnehmprogramm machen?
Nach Dr. Simeons Erfahrung verlieren Patienten, die während der Kur Schilddrüsenhormone nehmen, langsamer an Gewicht. Sprechen Sie mit Ihrem Arzt, ob Sie die das hCG-Programm machen können, und lassen Sie währenddessen unbedingt regelmäßig Ihre Schilddrüsenwerte prüfen, damit Ihre Medikamente ggf. angepasst werden können, denn das hCG-Programm kann die Schilddrüse anregen.

### Ich habe Diabetes 2. Darf ich die hCG-Diät machen?
Auch hier gilt, das hCG-Programm nur mit

ärztlicher Begleitung zu machen, da eventuell Ihre Medikamente angepasst werden müssen.

**Wenn ich schnell viel Gewicht verliere, bekomme ich dann nicht eine faltige Haut und ein schlaffes Bindegewebe?**
Während der hCG-Kur werden Sie das Gegenteil erleben. Ihre Haut wird schöner und straffer und selbst Cellulite kann sich bessern, denn durch die Diät und die proteinreiche Ernährung unterstützen Sie Ihre Haut und auch Ihr Bindegewebe.

# Fragen zur hCG-Diät-kernphase

### Wie viel Gewicht verliere ich in der Diätphase?
Ein Gewichtsverlust zwischen 8 % und 12 % Ihres Körpergewichts ist möglich. Bei Frauen etwas weniger, bei Männern etwas mehr.

### Wie viel Gewicht verliere ich pro Tag?
Zwischen einem halben und einem Kilo pro Tag. Frauen verlieren etwas weniger als Männer.

### Behalte ich meine Leistungsfähigkeit während der Diät?
Ja, Sie bleiben während des hCG-Abnehmprogrammes voll leistungsfähig für den Alltag. Lediglich körperliche Höchstleistungen sollten Sie in der Zeit nicht unternehmen, sondern es eher etwas ruhiger angehen lassen. Planen Sie das für die Zeit des Programmes ein.

### Wann soll ich mit der Diät beginnen?
Es gibt keinen idealen Zeitpunkt. Jeder Tag ist so gut wie der andere. Frauen im fortpflanzungsfähigen Alter sollten allerdings auf ihren monatlichen Zyklus achten: Sie beginnen am besten direkt nach der Periode. Ein späterer Start kann mindestens zehn Tage vor der nächsten Periode sein. Rechnen Sie die Zeit mit ›Ihrem Monatszyklus‹ so aus, dass das Ende der Kur nicht mit Ihrer Periode zusammenfällt.

### Wie viele Tropfen hCG soll ich jeden Tag nehmen?

Es gibt mehrere Einnahmeempfehlungen. Die maximale Tropfenanzahl sollte 30 Tropfen pro Tag nicht überschreiten. Ideal ist es, täglich 3 x 10 Tropfen (morgens, mittags, abends) mindestens 10 Minuten vor dem Essen einzunehmen. Sie können auch 6 x 5 Tropfen über den Tag verteilt einnehmen. Probieren Sie aus, mit welcher Dosierung Sie in Ihrem Alltag klarkommen.

### Wie soll ich die Tropfen nehmen?

Die Tropfen können entweder mit der Pipette direkt in den Mund geträufelt werden oder zuerst auf einen Plastiklöffel (lässt sich besser abzählen) und dann in den Mund. Behalten Sie das Mittel dann unbedingt etwa eine Minute im Mund bevor Sie schlucken.

### Was passiert, wenn ich die Einnahme der Tropfen mal vergesse?

Setzen Sie die Diät normal fort. Holen Sie die vergessenen Tropfen nicht nach.

### Wann sollte ich mich täglich wiegen?

Am besten morgens nach dem Aufstehen und dem Gang zur Toilette. Sie sollten sich nackt wiegen oder immer die gleiche Art von Kleidung (z.B. T-Shirt) tragen, um das Ergebnis nicht zu verfälschen. Verwenden Sie eine digitale Waage, deren Skala Veränderungen von 0,1 kg anzeigen kann.

### Wie viele Mahlzeiten soll ich täglich essen?

Zwei Mahlzeiten plus die erlaubten Snacks (siehe Sonderteil DIE PRAXIS).

### Wie soll ich mit 500 Kilokalorien am Tag auskommen?

Neben den 500 Kilokalorien am Tag, die Sie essen, stehen Ihrem Körper die eigenen Fettreserven zur Verfügung, auf die er während des hCG-Abnehmprogrammes vermehrt zugreift. Damit Sie keinen Vitalstoffmangel entwickeln, sollten Sie Vitamine, Mineralstoffe und eventuell Proteine einnehmen.

### Warum habe ich bei der Diät keinen Hunger?

Während des hCG-Abnehmprogrammes wandelt der Körper die überflüssigen Fettreserven in Energie um. So kann täglich umgerechnet 1.500–3.000 Kilokalorien körpereigenes Fett ›dahinschmelzen‹. Zusammen mit den 500 Kalorien der Diät reicht diese Energiemenge aus, um – nach einer gewissen Umstellungsphase – kein Hungergefühl zu entwickeln. Außerdem wirkt hCG gegen Ihr Hungergefühl.

### Was mache ich, wenn ich bereits mein Wunschgewicht erreicht habe? Darf ich das hCG-Abnehmprogramm abbrechen?

Nein! Wenn Sie bereits vor dem Ende der Diät Ihr angestrebtes Gewicht erreicht haben, sollten Sie die Anzahl der Kalorien pro Tag erhöhen. Setzen Sie jedoch unbedingt die Einnahme der hCG-Tropfen fort und essen Sie nur Nahrungsmittel, die während der Diätphase erlaubt sind. Wenn Sie früher mit der Diät aufhören, dann ist die Wahrscheinlichkeit sehr groß, dass Sie das verlorene Gewicht schnell wieder ›drauf‹ haben.

**Ich möchte mehr als 7 kg (Frauen) bzw. 10 kg (Männer) abnehmen. Das schaffe ich doch nicht in nur 21 Tagen.**

Wenn mehr Gewichtverlust notwendig ist, können Sie eine zweite Diätphase direkt an die ersten 21 Tage anhängen. Sie machen dann sozusagen zwei Diätphasen direkt hintereinander. Länger als 42 Tage sollte die Diätphase jedoch nicht andauern. Dr. Simeons empfiehlt, spätestens dann mit der Kur aufzuhören, wenn Sie 17 kg (Frauen) bzw. 20 kg (Männer) verloren haben. Eine dritte und vielleicht anschließend auch noch eine vierte Gesamt-Diät können Sie nach einer Ruhezeit von mindestens sechs Wochen wiederholen. Die Abstände zwischen den Diäten sollten bei mehreren Durchgängen immer länger werden.

**Warum darf ich so gut wie kein Fett zu mir nehmen?**

Der Körper soll während der Diät auf das Fett aus Ihren überflüssigen Fettreserven zugreifen und nicht aus der Nahrung. Dieser Prozess wird durch hCG positiv unterstützt. Schon kleinste Mengen Fett, Öl, Butter oder auch Fett in Körperpflegemitteln können den Erfolg beeinträchtigen.

**Warum dauert die Diät drei Wochen?**

Diese Zeit braucht der Körper, um den Stoffwechsel umzustellen, dies im ›Zellgedächtnis‹ zu verankern und den Hypothalamus neu zu programmieren.

**Was passiert, wenn ich während der Diät ›sündige‹?**

Zuerst einmal: keine Panik! Wenn Sie während der Kur sündigen und z.B. ein fettiges Essen zu sich nehmen, wirft sie das um etwa drei Tage zurück. Ihr Hungergefühl wird wieder stärker werden. Wichtig ist, dass Sie so schnell wie möglich wieder zum Diät-Programm zurückkehren.

**Was passiert, wenn ich während der Kur z.B. zum Abendessen eingeladen bin und einen Tag aussetzen muss?**

Wenn Sie die Diät z.B. wegen eines gesellschaftlichen Anlasses (z.B. Einladung, Geschäftsessen) unterbrechen müssen, ist das keine Katastrophe. Sie sollten jedoch wissen, dass es Sie etwa drei Tage zurückwirft, wenn Sie beim Essen fetthaltige oder süße Speisen zu sich nehmen. Wichtig ist, dass Sie so schnell wie möglich wieder zur Ihrem Diätplan zurückkehren.

Eine Möglichkeit besteht darin, die Küche zu bitten, Ihnen ein kleines Filet völlig fettfrei zu grillen und etwas Gemüse (ohne Butter oder Soße) oder Salat (ohne Dressing) dazu zu servieren. Eine andere Alternative wäre, ein Aminosäurepräparat mitzunehmen und im Restaurant Gemüse ohne Fett oder einen Salat ohne Dressing zu bestellen und anstelle des Proteins (Fleisch/Fisch) fünf MAP einzunehmen.

### Wie viel soll ich täglich trinken?
Mindestens 1,5 bis 2 Liter Wasser oder Kräutertees pro Tag

### Darf ich unbeschränkt Obst essen?
Nein, bei Obst sollte man vorsichtig sein. Sie dürfen Obst in kleinen Mengen mit einem niedrigen Fructosegehalt essen, wie Äpfel, Orangen, Grapefruit, Beeren, Papaya und Rhabarber.

### Darf ich unbeschränkt Gemüse essen?
Sie dürfen die erlaubten Gemüse in großen Mengen essen (siehe DIE PRAXIS). Die genauen Mengen sind in der Diät nicht vorgeschrieben. Sie müssen allerdings darauf achten, dass Sie die 500 Kilokalorien pro Tag nicht überschreiten.

### Darf ich Kaffee oder Tee trinken?
Ja, Kaffee und Tee dürfen Sie trinken, allerdings möglichst ohne Milch oder Kaffeeweißer. Wenn das gar nicht geht, ist ausnahmsweise einmal am Tag ein kleiner Teelöffel fettarme Milch erlaubt. Zucker ist absolut nicht erlaubt. Nehmen Sie stattdessen Erythritol, Stevia oder ein anderes erlaubtes Süßmittel.

### Darf ich während der Kur Alkohol trinken?
Nein, Alkohol ist absolut verboten!

### Muss ich alle Mahlzeiten frisch zubereiten?
Sie sollten so häufig wie möglich frische Zutaten verwenden. Ist das nicht möglich, können Sie einzelne Rezepte auch in größeren Mengen zubereiten und ein paar Tage im Kühlschrank aufbewahren.

### Muss ich meinen Salz-Konsum einschränken?
Sie müssen Ihren Salzkonsum nicht einschränken. Generell sollten Sie nicht zu viel salzen, da Sie sonst Wasser im Gewebe einlagern und das zeigt sich auch auf der Waage. Verwenden Sie als Gewürze vermehrt Pfeffer und frische oder getrocknete Kräuter.

### Darf ich während der Diät Sport treiben?
Ja, regelmäßiger Sport ist gut. Machen Sie den Sport, den Sie auch sonst betreiben, aber nur, wenn er nicht zu anstrengend ist. Exzessiver Sport hindert den Körper an der Fettverbrennung, daher sollten Sie das vermeiden. Machen Sie eher ruhigere, gemäßigtere Sportarten wie Schwimmen, Walken o. Ä.

### Was muss ich bei der Einnahme von Medikamenten beachten?
Wenn Sie Medikamente einnehmen, sollten Sie auf jeden Fall vor der Diät mit Ihrem Arzt darüber sprechen und sich von ihm währenddessen begleiten lassen. Problematisch können Medikamente wie Hustensaft, Halstabletten,

Salben mit Sexualhormonen oder Cortison sein, da sie meist Zucker oder Fette enthalten. Informieren Sie sich vor der Diät genau.

### Ist die Einnahme der Pille während der Diät möglich?

Ja, die Einnahme der Pille kann während der Diät fortgesetzt werden. Ich empfehle, an den kritischen Tagen für zusätzlichen Schutz zu sorgen.

### Warum soll ich während einer hCG-Kur zusätzlich Aminosäuren einnehmen?

Wenn Sie Fleisch und Fisch essen können, brauchen Sie keine zusätzlichen Aminosäuren. Für manche Menschen ist es aber schwierig, zweimal am Tag Fisch oder Fleisch essen zu müssen. Für Vegetarier ist es ganz und gar unmöglich. Für diese Menschen ist ein geeigneter Proteindrink oder Aminosäureergänzungen eine große Hilfe. Sie können auch eingesetzt werden, um einmal (am Tag) eine Portion Fisch oder Fleisch zu ersetzen. Damit können Sie Kalorien sparen, die Sie vielleicht lieber durch eine größere Gemüsemenge essen möchten, vor allem, wenn sich ein Hungergefühl einstellen sollte. Auch im Restaurant erleichtern solche Produkte die Wahl der erlaubten Lebensmittel, denn Sie sollten die Proteine bei keiner Mahlzeit weglassen. Ihr Körper kann dadurch vermehrt Wasser einlagern und Sie fühlen sich schlapp.

### Wie gehe ich mit Gewichtsschwankungen oder einer Gewichtsstagnation innerhalb der Diätphase um?

Gewichtsschwankungen sind völlig normal. Nach dem vierten oder fünften Tag verringert sich die tägliche Gewichtsreduktion. Dies hängt unter anderem mit dem Wasserhaushalt zusammen. Möglich sind auch Phasen ohne Gewichtsverlust von mehreren Tagen in der zweiten Hälfte der Diätphase. Bei einem solchen Stillstand oder bei einem Auf und Ab des Gewichtes ohne erkennbaren Grund bringt ein Apfel-Tag wieder Bewegung in die Diät.

In solchen Situationen hilft es auch, zusätzlich Aminosäureergänzungen vor dem Schlafengehen einzunehmen. Der Wasserhaushalt des Blutes normalisiert sich wieder und es wird dem Körper ermöglicht, überschüssiges Wasser auszuscheiden.

### Warum soll ich auf fetthaltige Körpercremes während der Diätphase verzichten?

Fette werden vom Körper auch durch die Haut aufgenommen. Sie liegen dann im Blut vor und das verlangsamt den Abbau Ihrer gespeicherten Fettdepots im Körper. Da fast jede Creme oder Körperlotion Fett enthält, dürfen diese während der hCG-Kur also nicht verwendet werden. Eine gute Alternative stellen Gele (z. B. mit Aloe vera) oder reine Feuchtigkeitsfluids dar. Shampoos und Duschgele sind meist ohne Fett hergestellt. Lesen Sie vor dem Start Ihres hCG-Programmes die Zutatenlisten Ihrer Pflegeprodukte genau und erkundigen Sie sich nach Alternativen, es gibt sie! Lippenstift, Wimperntusche und Puder sind übrigens erlaubt.

### Wie kann ich als Veganer oder Vegetarier die Diät machen?

Mit dem heutigen Wissen und dem erweiterten Angebot an Lebensmitteln, konnte die ursprüngliche Tabelle der geeigneten Lebensmittel um einige Nahrungsmittel erweitert werden, was es für Veganer leichter macht.

Da das größte Problem eine gute Versorgung mit Proteinen darstellt, können Veganer während der Diätphase statt Fleisch und Fisch, wenig Tofu- oder einen pflanzlichen Proteindrink aus Erbsen-, Reis- und Hanfprotein trinken. Wenn Sie Vegetarier sind, können Sie z.B. auch ein wenig Tofu, fettarmen Hüttenkäse, fettarmen Jogurt und Quark in Maßen und ab und zu Eier (z.B. 2 Eiweiß mit einem Eigelb als Omelette) essen.

Eine weitere Möglichkeit bieten Aminosäurenpräparate. In diesen Produkten sind die acht essentiellen Aminosäuren enthalten, also Aminosäuren, die der Körper nicht selber herstellen kann, aber lebenswichtig sind. Sie werden aus pflanzlichen Proteinen hergestellt, daher eignen sie sich neben einem Proteinshake besonders gut als Ersatz für Fleisch, Fisch und Eier.

### Was kann ich gegen eventuell einsetzende Kopfschmerzen tun?

Besonders zu Beginn der hCG-Kur können Kopfschmerzen auftreten, weil der Blutzuckerspiegel niedrig ist und der Körper versucht, Gifte auszuscheiden. Die Kopfschmerzen verschwinden normalerweise schnell wieder, wenn Sie als ›Erste Hilfe‹ viel trinken (stilles, gutes Wasser oder Kräutertees) und für frische Luft und eine gute Atmung sorgen. Sie helfen Ihrem Körper außerdem, wenn Sie die Mahlzeiten möglichst gleichmäßig über den Tag verteilen.

Wenn diese Maßnahmen nicht ausreichen, können Sie sich einmal eine extra Scheibe Roastbeef, eine zusätzliche Selleriestange oder einen Apfel mehr genehmigen.

Bleiben die Kopfschmerzen trotz dieser Gegenmaßnahmen, können Sie zu Acetylsalicylsäure (Schmerzmittel, in Apotheken erhältlich) greifen, dies sollte jedoch die Ausnahme bleiben.

### Darf ich zusätzlich Appetitzügler einnehmen?

Nein, Appetitzügler sind Medikamente, die in den Hirnstoffwechsel eingreifen. Sie können schwere Nebenwirkungen hervorrufen. Speziell beim hCG-Abnehmprogramm können sie die Umstellung des Hypothalamus unmöglich machen und damit bleibt der Erfolg der Kur aus.

### Was passiert, wenn ich merke, dass mein Blutzuckerspiegel plötzlich in den Keller geht?

Nehmen Sie als Gegenmaßnahme etwas Honig, ein Zuckerstück oder etwas Traubenzucker. Verteilen Sie an den kommenden Tagen Ihre hCG-Tropfen in sechs Einzeleinnahmen über den Tag. Lassen Sie keine Mahlzeiten ausfallen.

Gegen Ende der Kur kann es sein, dass der Blutzuckerspiegel stark sinkt.

**Was antworte ich meinem Arzt, wenn er mich vor einer 500-Kilokalorien-Diät warnt?**
Bitten Sie ihn, sich über die hCG-Kur zu informieren und bieten Sie ihm dieses Buch an, vielleicht möchte er es lesen.

**Wie lange kann ich die Diät machen?**
Da es mit der Nahrungsergänzung in Form von bioenergetisierten, hormonfreien Tropfen zu keiner Immunisierung kommt, kann die Diät auch über die 6 Wochen-Frist verlängert werden. Wichtig ist immer eine Ergänzung mit hochwertigen Vitalstoffen sowie Omega-3 Fettsäuren.

**Handelt es sich bei der hCG Diät und der Stoffwechselkur um die gleiche Diät?**
Ja, es ist ein anderer Name für die gleiche Diät. Meist werden bei der Stoffwechselkur mehr Nahrungsergänzungen empfohlen.

# Fragen zur Stabilisierungsphase

**Wie kann ich nach der Diät mein Gewicht halten und den Jo-Jo-Effekt vermeiden?**
Nach der hCG-Diätphase von 21 Tagen dienen die folgenden drei Wochen dazu, den Stoffwechsel dauerhaft zu stabilisieren. Nach dieser Stabilisierungsphase hat sich Ihr neues Gewicht soweit eingestellt, dass Sie wieder fast normal essen können, ohne erneut zuzunehmen.

**Was soll ich machen, wenn ich in der Stabilisierungsphase feststelle, dass ich wieder mehr als 1 Kilo zugenommen habe?**
Lassen Sie noch am selben Tag (!) Frühstück und Mittagessen ausfallen. Trinken Sie viel. Essen Sie am Abend ein großes Steak und einen Apfel oder eine rohe Tomate. Nach solch einer Kurz-Kur dürfte das zusätzliche Kilo wieder verschwunden sein und die meisten Menschen haben danach keine derartigen Probleme mehr in der Stabilisierungsphase.

**Darf ich Fett und Zucker in der Stabilisierungsphase wieder essen?**
Gute Öle, wie kaltgepresstes Olivenöl, Leinöl oder andere, können Sie während der Stabilisierungsphase langsam wieder verwenden.

Mit Süßem sollten Sie noch etwas vorsichtiger sein. Stevia, Xylitol (Xylit) und Erythritol sind auch langfristig ein guter Ersatz für Zucker.

## Fragen nach der Kur

**Muss ich nach der Kur meine Essgewohnheiten vollständig umstellen?**
Nein, Sie können nach der Stabilisierungsphase wieder nahezu normal essen. Sie werden aber feststellen, dass sich Ihr Essverhalten verändert hat. Wahrscheinlich essen Sie sehr viel weniger, weil Sie schneller satt sind. Grundsätzlich ist es nach der Kur sinnvoll, die Ernährung so umzustellen, dass möglichst wenig Zucker, ungesundes Fett und Kohlenhydrate gegessen werden. Achten Sie genau auf die Signale Ihres Körpers, dann können Sie nichts falsch machen.

**Mein Leibgericht sind Nudeln. Man soll ja abends keine Kohlenhydrate mehr essen. Das fällt mir sehr schwer. Muss ich jetzt dauerhaft auf Nudeln verzichten?**
Nein, mittags können Sie nach der Diät und der Stabilisierungsphase wieder Nudelgerichte essen. Probieren Sie die japanischen Nudeln Shirataki, die aus der Konjac-Pflanze gewonnen werden. Sie sind fast ohne Kalorien und haben kaum Kohlenhydrate. Vielleicht können Sie diese Nudeln abends essen, denn Sie sollten auch nach der Stabilisierungsphase am Ende des Tages kaum Kohlenhydrate zu sich nehmen.

# Die 13 häufigsten Stolpersteine

... auf dem Weg zum Diäterfolg und wie Sie sie vermeiden können:

**1**

Die beiden Schlemmertage der Vorbereitungsphase werden nicht ernst genommen. Daher ist die Energieladung beim Start zu gering. Die Folge können Hungergefühle und Schwäche in den ersten Diättagen sein.
**Halten Sie sich daran und essen Sie an den beiden Vorbereitungstagen gut und viel!**

**2**

Der Zeitabstand zwischen den einzelnen hCG-Tropfeneinnahmen ist zu groß. Bei manchen Menschen kann es hilfreich sein, die tägliche Dosis auf sechs, statt auf drei Einnahmen zu verteilen. Dadurch lassen sich eventuell auftretende Hungergefühle besser in den Griff bekommen.
**Finden Sie den für Sie passenden Einnahme-Rhythmus!**

**3**

Die Mahlzeiten werden über den Tag unregelmäßig verteilt oder ganz ausgelassen. Wenn der Abstand zwischen den Mahlzeiten zu groß wird, fällt der Blutzuckerspiel zu stark ab. Hunger ist die Folge.
**Essen Sie regelmäßig!**

**4**

Es wird auf Proteine verzichtet oder immer dasselbe Protein (z.B. nur Shrimps) gegessen. Die ausreichende, abwechslungsreiche und regelmäßige Einnahme von ausreichend Proteinen ist wichtig für den Diäterfolg.
**Stellen Sie Ihre Mahlzeiten mit immer wieder anderen Proteinquellen zusammen (siehe Diätfahrplan)!**

**5**

Es wird zu wenig getrunken. Ist die tägliche Flüssigkeitsmenge zu klein,
kann der Körper zum Beispiel nicht ausreichend entschlacken.
Unnötige Kopfschmerzen können die Folge sein.
**Trinken Sie mindestens 1,5 Liter Wasser und/oder Tee am Tag!**

**6**

Zu viel anstrengender Sport oder starke körperliche Arbeit
stellen eine Überbelastung des Körpers dar.
**Treiben Sie während der Diät nur moderat Sport und vermeiden Sie große
Anstrengungen. Wählen Sie für Ihre Diät einen geeigneten Zeitpunkt!**

**7**

Die für die hCG-Kur empfohlene Ergänzung mit Vitaminen (keine fettlöslichen),
Mineralien und Spurenelementen wird nicht oder nur unregelmäßig eingenommen.
**Nehmen Sie täglich ein geeignetes Multivitamin-Präparat ein!**

**8**

›Kleine Sünden‹ werden verharmlost. Es werden zum Beispiel Lebensmittel
oder Vitamindrinks mit Zucker, Fetten oder falschen Nahrungsmitteln
zu sich genommen.
**Lesen Sie die Inhaltsangaben auf den Packungen genau und nehmen Sie
nur erlaubte Nahrungsmittel zu sich!**

**9**

Es werden fetthaltige Kosmetika verwendet, wie Cremes oder Körperlotionen.
**Bevorzugen Sie Feuchtigkeitspflege ohne Fett.**

**10**

Zu viel Salz
Durch zu viel Salz und zu wenig Proteine kann es zu Wassereinlagerungen kommen.
Dies kann ein Grund für eine Gewichtsstagnation sein.

### 11

Die 3 wöchige Diätphase wird vorzeitig abgebrochen. Beendet man die Diät und die Einnahme der hCG-Tropfen vorzeitig, findet keine Neuprogrammierung des Hypothalamus statt. Die Gefahr des JoJo-Effekts ist dann besonders groß.

**Ihre Körperzellen brauchen die drei Wochen, um das neue Programm zu lernen und den Erfolg langfristig zu sichern.**

### 12

Nach der Diät kehrt man zu alten Essgewohnheiten zurück. Statt in der Stabilisierungsphase einzelne Nahrungsmittel langsam wieder zu integrieren, ist der Übergang zu schnell und abrupt.

**Nehmen Sie die dreiwöchige Stabilisierungsphase ernst und erweitern Sie Ihren Speiseplan langsam, um Ihren Diäterfolg dauerhaft zu festigen!**

### 13

Ihr Gewicht will partout nicht unter eine bestimmte Grenze fallen.

Wenn Sie an eine Gewichtsgrenze kommen, unter die Sie noch nie oder vor sehr langer Zeit waren, kann es sein, dass Ihr Körper sich an diese Schwelle erinnert und es Ihm schwerfällt, unter diese Marke zu kommen. Diese Phase kann sehr hartnäckig sein und mehrere Tage und sogar länger andauern. Auch psychische Erlebnisse oder Traumata können mitverantwortlich sein, warum die Gewichtsabnahme stagniert.

Der Hypothalamus speichert diese Ereignisse und stellt Zusammenhänge her, die mit einer Gewichtsstagnation einhergehen, auch wenn Sie sich nicht mehr daran erinnern können.

Verlieren Sie nicht die Geduld und bleiben Sie dran.
Es wird Ihnen sicher gelingen, mit Ihrem Gewicht weiter runter zu kommen.
Dann hat Ihr Körper eine neue Erfahrung und speichert diese.

# Die Praxis – Schritt für Schritt

Dieser Buchteil soll Ihnen bei der Durchführung Ihrer persönlichen hCG-Diät zu Seite stehen. Er wird Sie Schritt für Schritt durch die Programmtage führen mit praktischen Tipps und Hinweisen, Einkaufslisten, Rezepten und allerlei Hilfestellungen, damit Sie alles haben, was Sie für eine erfolgreiche Diät benötigen.

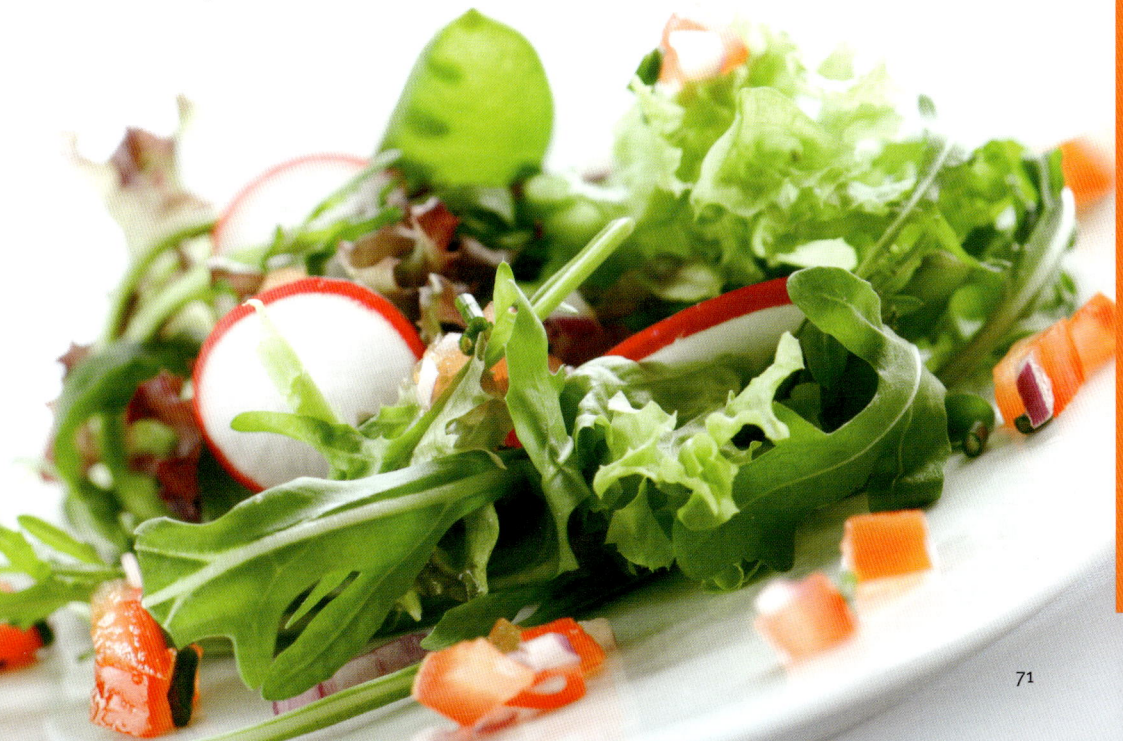

# Die Planung

Hier habe ich Ihnen alles zusammengestellt, was Sie für eine erfolgreiche Kur benötigen. Der Praxisteil enthält hilfreiche Checklisten, einen Einkaufsführer für die ersten Tage, eine Aufstellung der erlaubten und ungeeigneten Lebensmittel sowie einen beispielhaften Diätablauf für die erste Woche Ihrer Diätphase.

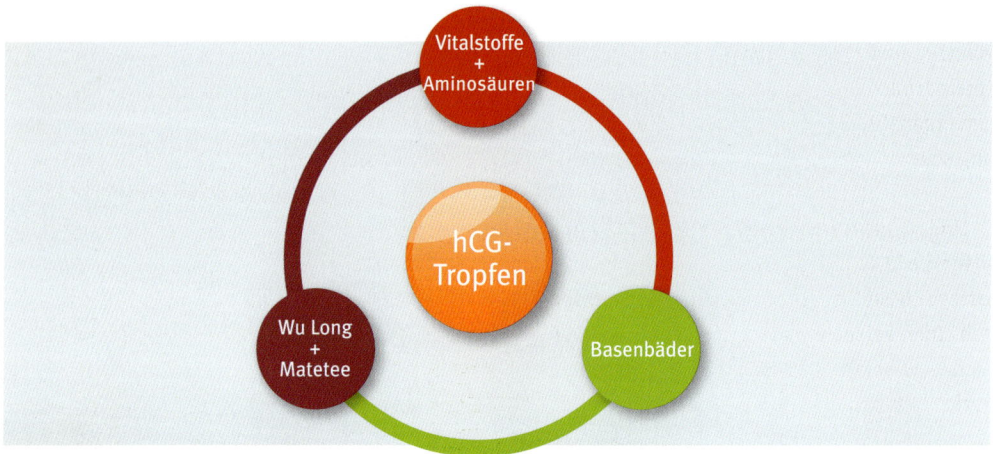

## Die Checkliste

Hier eine CHECKLISTE, anhand derer Sie Ihr hCG-Programm vorbereiten können:

☐ Schauen Sie zuerst in Ihren Terminkalender, wann für Sie persönlich ein geeigneter Zeitraum für die Diät zu finden ist. Am besten wäre es, wenn keine Termine in jenen Zeitraum fallen, die Sie körperlich oder mental stark fordern (anstrengende körperliche Arbeit, sportliche Wettkämpfe, ein Übermaß an Stress etc.) oder bei denen es ausschließlich ums Essen geht, wie bei Essenseinladungen, Geschäftsessen, Kaffeekränzchen o. Ä.. Sollte das nicht möglich sein, gibt es auch für solche Fälle Lösungen (s. S. 62).

☐ Vielleicht wollen Sie nochmals mit Ihrem Arzt oder Heilpraktiker über die Diät sprechen. Vielleicht möchten Sie während der Zeit kompetent begleitet werden. Sicherlich finden Sie in Ihrer Nähe jemanden, der Ihnen beistehen kann.

☐ Besorgen Sie sich eine geeignete Nahrungsergänzung, am besten ein gutes Multivitaminpräparat. Neben den Tropfen benötigen Sie sonst keine weiteren Vitalstoffe. Gut geeignet sind auch OPC und MSM. Ein natürlicher pflanzlicher Proteindrink ohne Soja und Molke sowie Aminosäureergänzungen können eine große Unterstützung sein.

☐ Und nicht zuletzt: Besorgen Sie sich Tropfen, die für die hCG-Diät geeignet sind. Das Internet bietet die beste Bezugsquelle. Sie können jedoch auch einen Versuch in kompetenten Apotheken machen, die sich auf homöopathische Mittel spezialisiert haben.

☐ Vor Beginn der Diät-Wochen sollten Sie prüfen, ob Sie die Lebensmittel der angegebenen Einkaufsliste in Ihrem Haushalt haben oder ob Sie sie noch besorgen müssen. Sie sind Bestandteil von zahlreichen Rezepten in der Diätphase und lassen sich gut lagern.

**TIPP:**
**Wenn Sie nicht nur für sich selbst sondern auch noch für Ihre Familie einkaufen müssen, dann machen Sie zwei verschiedene Einkaufszettel, einen für sich selbst und einen für den Rest der Familie. Separieren Sie Ihre Lebensmittel auch im Einkaufswagen und packen Sie sie in eine gesonderte Tasche. Das ist übersichtlicher und schafft Ihnen ein bisschen mehr Distanz zu den Lebensmitteln, die Sie nun einige Zeit nicht zu sich nehmen können.**

☐ Bevor Sie die Diät starten, ist eine gute Gelegenheit, Ihren Vorratsschrank und den Kühlschrank ›auszumisten‹. Trennen Sie sich von allen verderblichen Lebensmitteln, die Sie während der nächsten drei Wochen nicht benötigen. Trennen Sie sich auch von allen Lebensmitteln mit Zucker oder Stärke, die Sie in der Stabilisierungsphase und auch nach der Kur möglichst nicht mehr verwenden sollen. Sie werden erstaunt sein, wie viel Platz plötzlich in Ihrem Kühlschrank und Ihren Küchenschränken ist.

☐ Versorgen Sie sich vor dem Programmstart mit guten und schmackhaften Getränken. Sie sollen mindestens 1,5 bis zwei Liter Wasser und/oder Tee pro Tag trinken. Suchen Sie sich verschiedene Sorten, die Ihnen gut schmecken, die Sie in der Zeit (und auch danach) begleiten können. Auf Seite 84 erhalten Sie noch mehr Hinweise zu Tees.

☐ Für das genaue Bestimmen der Kalorien Ihrer Mahlzeiten benötigen Sie ab der Diätphase eine recht genaue und für kleine Mengen geeignete Küchen- oder Briefwaage. Wenn Sie keine besitzen und sich keine kaufen wollen, dann fragen Sie doch einmal bei Freunden und Bekannten herum. Sicherlich wird sich etwas Geeignetes auftreiben lassen.

## Das sollten Sie im Haus haben

Hier eine Aufstellung der Lebensmittel, die Sie für das hCG-Programm vorrätig haben sollten:

### 1. EINKAUFSLISTE

- [ ] 1 kg Zwiebeln
- [ ] 1 bis 2 Knoblauchknollen
- [ ] 300 g frischer Ingwer
- [ ] 10 bis 12 Zitronen (aus Bio-Anbau, da z. T. auch die Schale verwendet wird)
- [ ] 1 Flasche Apfelessig (eventuell zusätzlich zuckerfreien Balsamico-Essig)
- [ ] 1 Glas Dijon-Senf (ohne Zucker)
- [ ] 1 Glas fettfreie Gemüsebrühe (Bioladen / Reformhaus o. Ä.)
- [ ] 1 Packung Knäckebrot (mit möglichst geringer Kalorienzahl)
- [ ] 1 Packung Grissinis (einfache Sorte, achten Sie auf die Kalorienzahl)
- [ ] Kaffee
- [ ] Tees (evtl. Mate Tee / Grüner Tee / Wu Long Tee (Oolong)
- [ ] Mineralwasser ohne Kohlensäure
- [ ] falls Sie es für Ihren Kaffee/Tee brauchen: H-Milch mit 1,5 % oder weniger Fett
- [ ] 1 bis 2 Tuben Tomatenmark (ohne Zuckerzusatz)
- [ ] dunkle Sojasoße (ohne Zuckerzusatz)
- [ ] Tabasco

- [ ] 1 kleines Glas Sambal Oelek (zuckerfrei)
- [ ] Süßstoff (Erythritol, Stevia, Saccharin – Xylitol eignet sich nur für die Stabilisierungsphase, nicht während der Diät verwenden)
- [ ] Meersalz
- [ ] schwarzer Pfeffer (ganze Körner für die Mühle)
- [ ] Zitronenpfeffer
- [ ] Cayenne-Pfeffer
- [ ] Chili-Pulver
- [ ] Knoblauchpulver
- [ ] Curry-Pulver oder Garam Masala
- [ ] Muskatnuss
- [ ] Lorbeer-Blätter
- [ ] getrockneter Oregano und Majoran
- [ ] Paprikapulver (edelsüß)
- [ ] Zimt (gemahlen)
- [ ] Kardamon (gemahlen)
- [ ] Wasabi-Pulver (Wasabi Horseradish Powder. Achten Sie darauf, Meerrettichpulver mit echtem Wasabi zu kaufen. Fertige Tuben enthalten oft Stärke, Reiskleine, Öl und anderes.)
- [ ] Meerrettich (im Glas, ohne Zuckerzusatz)
- [ ] Safran
- [ ] 400 g Spinat, tiefgekühlt und portioniert
- [ ] 2 x 250 g Garnelen, tiefgekühlt
- [ ] 500 g frisches Rinder-Hackfleisch (Tatar)

TIPP: Lassen Sie sich das magere Rindfleisch vom Metzger frisch durch den Wolf drehen und in Portionsgrößen zu je 100 g abwiegen und einschweißen. Die kleinen Packungen können Sie bequem einfrieren und schnell auftauen.

# Die Vorbereitungsphase – die zwei »glücklichen Schlemmertage«

In der Vorbereitungsphase geht es wirklich darum, möglichst viel zu essen, um viel Energie aufzunehmen. Das ist wichtig, um in der ersten Woche das Hungergefühl in den Griff zu bekommen. Außerdem beginnen Sie an den Vorbereitungstagen schon mit der Einnahme der hCG-Tropfen sowie der Nahrungsergänzungen und Sie wiegen und messen sich, wie Sie es von nun an bis zum Ende der hCG-Kur machen werden.

## Das Essen an den Vorbereitungstagen

Essen Sie an den ersten beiden Tagen möglichst viel fettreiche Lebensmittel mit vor allem guten und gesunden Fetten (siehe nebenstehende Liste). Es ist wichtiger, fette Speisen zu sich zu nehmen, als süße. Natürlich sollen Sie nicht nur Fett essen, alles andere ist ebenso erlaubt. Versuchen Sie aber immer eher zu den fettreicheren Lebensmitteln zu greifen, also eher Sahne als Milch in den Kaffee, Torte statt Obstkuchen, vollfetter Käse und so weiter. Schlemmen Sie! Hauen Sie richtig rein! Essen Sie all das, was Ihnen schmeckt und was Sie sich vielleicht aus Angst vor zu vielen Kalorien sonst nie gegönnt haben. Machen Sie sich keine Sorgen, wenn Sie in diesen ersten beiden Tagen ein paar Kilo zunehmen. Sie werden sie innerhalb kürzester Zeit wieder los sein.

Vielleicht sollte ich Ihnen als Beispiel von einem meiner Vorbereitungstage erzählen. Ich kann mich erinnern, dass ich morgens mit frischen Brötchen mit viel Butter und Marmelade begonnen habe, mittags dann Avocados mit Garnelen und Cocktailsauce als Vorspeise und danach ein Stück gegrillten Lachs als Hauptgang gegessen habe. Am Nachmittag ein großes Stück Torte und später ging es weiter zum Abendessen in ein Restaurant, wo ich mir ein Riesensteak New York Cut mit frittierten Kartoffelwedges und Sauce béarnaise genehmigt habe. Abends vor dem Fernseher noch meine Lieblingsnüsse, Macadamia. Uff, danach konnte ich mich nur noch ins Bett rollen.

**TIPP:** Denken Sie daran, nicht zu viele Lebensmittel für die Vorbereitungstage einzukaufen. Sie sollten sie an den zwei Tagen aufessen können, damit sie Ihnen in den folgenden Kur-Phasen nicht schlecht werden.

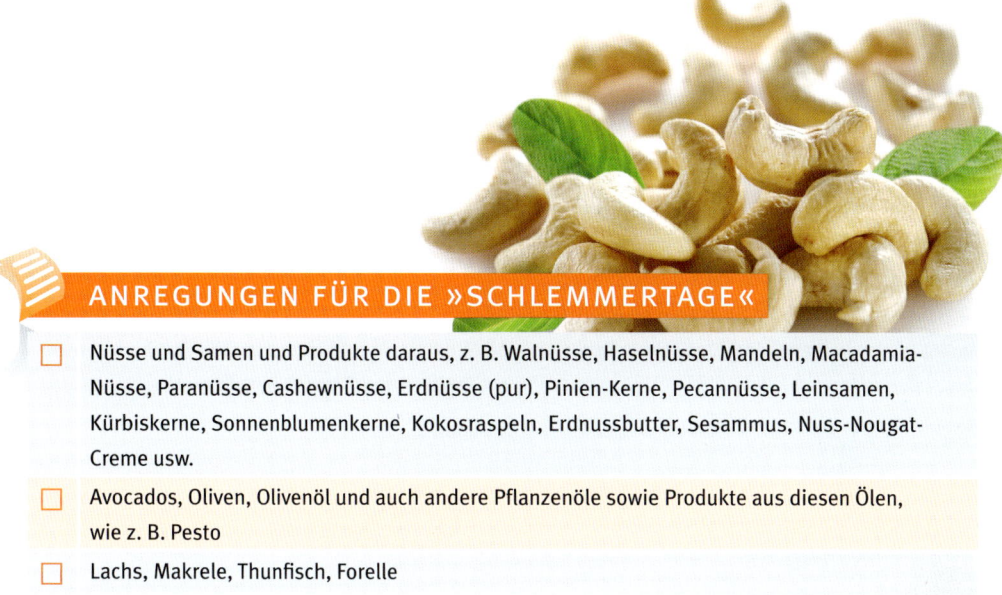

### ANREGUNGEN FÜR DIE »SCHLEMMERTAGE«

- [ ] Nüsse und Samen und Produkte daraus, z. B. Walnüsse, Haselnüsse, Mandeln, Macadamia-Nüsse, Paranüsse, Cashewnüsse, Erdnüsse (pur), Pinien-Kerne, Pecannüsse, Leinsamen, Kürbiskerne, Sonnenblumenkerne, Kokosraspeln, Erdnussbutter, Sesammus, Nuss-Nougat-Creme usw.
- [ ] Avocados, Oliven, Olivenöl und auch andere Pflanzenöle sowie Produkte aus diesen Ölen, wie z. B. Pesto
- [ ] Lachs, Makrele, Thunfisch, Forelle

## Die Einnahme der Tropfen

Nehmen Sie 30 Tropfen über den Tag verteilt ab dem ersten Vorbereitungstag bis zum 19. Tag der Diät ein. Bei einer 6-wöchigen Kur entsprechend länger (bis 2 Tage vor Ende der Diät).

Wie Sie diese Tropfen über den Tag verteilen, können Sie Ihrem Alltag anpassen. Probieren Sie aus, wie es am besten zu Ihrem Tagesrhythmus und Ihrem Empfinden passt.

Nicht empfehlenswert ist es, die Tropfen in nur einer oder zwei Portionen am Tag einzunehmen.

Ideal ist eine Dosierung von

**3 x täglich 10 Tropfen** (morgens, mittags, abends) oder

**6 x am Tag je 5 Tropfen**.

Es kann allerdings sein, dass sich diese Empfehlung für Ihren Tagesablauf als unpraktisch erweist. Dann können Sie auf folgende Dosierungsmöglichkeiten ausweichen:

**2 x 10 Tropfen** (morgens, mittags) und
**2 x 5 Tropfen** (nachmittags, abends).

## INFO

### Wichtige Hinweise zur Einnahme der Tropfen

Träufeln Sie die Tropfen aus der Pipette in einen Plastiklöffel oder direkt auf Ihre Zunge. Behalten Sie die Tropfen für etwa eine Minute im Mund, am besten unter Ihrer Zunge, bevor Sie sie herunterschlucken.

Nehmen Sie die Tropfen entweder 15 Minuten bevor oder 15 Minuten nachdem Sie etwas gegessen haben ein. Dann können die Kapillaren unter Ihrer Zunge das Mittel besonders gut aufnehmen.

30 Minuten vor und nach dem Zähneputzen sollten Sie keine Tropfen einnehmen.

## Protokollieren Sie Ihren Erfolg – Gewicht und Körpermaße

Planen Sie ab dem ersten Vorbereitungstag morgens nun immer ein, dass Sie sich wiegen und manchmal auch messen müssen.

Wiegen Sie sich in etwa immer zur selben Zeit (z.B. nach dem Aufstehen) entweder unbekleidet oder tragen Sie immer vergleichbare Kleidung (z.B. ein T-Shirt), wenn Sie auf die Waage steigen. Gut wäre es, wenn Sie bereits Ihren ersten Toilettengang vor dem Wiegen hinter sich haben, denn Sie wollen ja möglichst leicht sein! Notieren Sie täglich Ihr aktuelles Gewicht auf dem Blatt ›Erfolgskontrolle Gewicht‹ (siehe S. 137).

**TIPP:**
Benutzen Sie am besten eine digitale Waage, die mit einer Genauigkeit von 0,1 kg anzeigen kann. Messen Sie außerdem einmal pro Woche mit einem flexiblen Maßband Ihre Körpermaße (Hüfte, Taille, etc.) und tragen die Werte in das Blatt ›Erfolgskontrolle Körpermaße‹ ein (siehe S. 136).

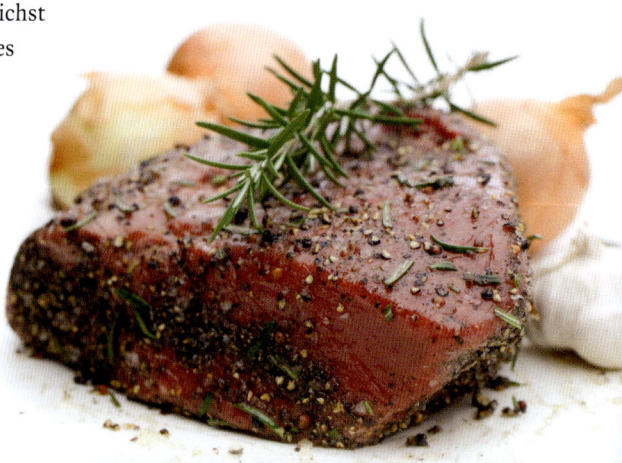

# So könnte Ihr Tagesablauf aussehen

**NACH DEM AUFSTEHEN**
1. Dosis der hCG-Tropfen
Wiegen und ggf. Messen, Werte notieren

**FRÜHSTÜCK**
Eine Tasse Kaffee oder Tee (ohne Milch, ohne Zucker, ggf. mit erlaubten Süßmitteln)

**VORMITTAGS**
2. Dosis der hCG-Tropfen
100 g Obst (entweder Apfel oder Orange oder eine halbe Grapefruit)
Denken Sie daran, genug zu trinken!

**MITTAGESSEN**
3. Dosis der hCG-Tropfen
Proteine in Form von 100 g Fleisch/Fisch/Geflügel oder 1 Eigelb mit 2 Eiweiß und Salat oder Gemüse

**NACHMITTAGS**
4. Dosis der hCG-Tropfen
Ein kleiner Snack, wenn es die Gesamtkalorienzahl des Tages zulässt
Denken Sie daran, genug zu trinken!

**ABENDESSEN** (nicht später als 19 Uhr)
5. Dosis der hCG-Tropfen
Proteine in Form von 100 g Fleisch/Fisch/Geflügel oder 1 Eigelb mit 2 Eiweiß und Salat oder Gemüse

**VOR DEM SCHLAFEN**
6. Dosis der hCG-Tropfen

# Die Diätphase – 21 Tage mit je 500 Kalorien

Nach den beiden Vorbereitungstagen beginnen Sie heute damit, nur 500 Kalorien am Tag zu sich zu nehmen, es beginnt also die Diätphase des hCG-Abnehmprogrammes.

Dabei gelten folgende einfache ›Regeln‹:

- Kein Fett!
- Keine Verwendung von fetthaltigen Kosmetika!
- Kein Zucker!
- Kaum Kohlenhydrate!
- Nur Lebensmittel essen, die auf der ›Geeignet-Seite‹ der Listen stehen!
- Kein Alkohol!
- Maximal 500 Kalorien pro Tag (Ausnahme: Jugendliche, Menschen, die einer anstrengenden Arbeit nachgehen und Menschen, die schon vor Ablauf der 3 Wochen ihr gewünschtes Gewicht erreicht haben. In diesen Fällen kann die Diät mit 800 kcal/Tag durchgeführt werden).
- Mindestens 1,5 bis 2 Liter Flüssigkeit pro Tag trinken!
- Tägliche Nahrungsergänzungen

## Geeignete Lebensmittel

Die Liste der geeigneten und ungeeigneten Lebensmittel basiert auf den Angaben der Originaldiät von Dr. Simeons. Sie sind viele Jahre von Dr. Simeons getestet und für die Diät als geeignet befunden worden. Da er die Diätanweisung aber bereits in den 50er Jahren des vergangenen Jahrhunderts entwickelte, waren ihm viele moderne Lebensmittel (z.b. fettarmer Hüttenkäse) und die Erkenntnisse der modernen Ernährungswissenschaft damals noch nicht bekannt.

Verwenden Sie für Ihre Mahlzeiten ausschließlich die Lebensmittel, die für die Diät geeignet sind und die Sie in den Listen finden. Alle Lebensmittel, die nicht ausdrücklich erlaubt sind, sind ungeeignet und können den Erfolg der Diät verringern.

Mit dem heutigen Wissen und dem erweiterten Angebot an Lebensmitteln, kann die ursprüngliche Liste der geeigneten Lebensmittel um einige Nahrungsmittel erweitert werden. Zur besseren Unterscheidung wurden die ›ebenfalls geeigneten Lebensmittel‹ jeweils hinter der Originalliste von Dr. Simeons aufgeführt.

Integrieren Sie immer nur eines der ›ebenfalls geeigneten Lebensmittel‹ und beobachten

## PROTEINE

| Geeignet laut Originaldiät nach Dr. Simeons | Ebenfalls geeignet |
|---|---|
| **RINDFLEISCH** | Schweinefilet, mageres Schweineschnitzel |
| Filet | Eier *(als Omlett: 2 Eiweiß und 1 Eigelb)* |
| mageres Steak und Rindfleisch | Hüttenkäse *(fettarm, z.B. 0,7%)* |
| Tartar | Quark *(fettarm, z.B. 0,7%)* |
| Roastbeef | Joghurt *(natur, fettarm, z.B. 0,7%)* |
| Bündnerfleisch | Thunfisch *(nicht in Öl)* |
| **KALBFLEISCH** | Tofu |
| Filet | Lopino *(Lupinen-Tofu)* |
| Schnitzel | Seeteufel |
| **GEFLÜGEL** | Jakobsmuscheln |

| Geeignet laut Originaldiät nach Dr. Simeons | **UNGEEIGNET** |
|---|---|
| Hühnerbrust | **SCHWEINEFLEISCH** |
| Putenbrust | Wurst |
| Putenschnitzel | Schinken |
| **WEIßER, FETTARMER FISCH** | **FETTREICHER FISCH** |
| Kabeljau | Hering |
| Heilbutt | Lachs |
| Dorade | Aal |
| Seezunge | Makrele |
| Hecht | in Öl eingelegter *oder* geräucherter Fisch |
| **MEERESFRÜCHTE** | **GANS** |
| Scampi, Garnelen, Krabben | **ENTE** |
| Hummer | **LAMMFLEISCH** |
| **MUSCHELN** | **NICHT FETTREDUZIERTE MILCHPRODUKTE** |
| Austern | **KÄSE** |
| Tintenfischringe | *(Ausnahme: fettarmer Hüttenkäse u. Harzer Käse)* |

Sie am nächsten Tag Ihr Gewicht. Nicht alle Menschen reagieren gleich auf bestimmte Nahrungsmittel. Fügen Sie nur dann die ebenfalls geeigneten Lebensmittel hinzu, mit denen Sie sich gut fühlen und auch weiterhin abnehmen.

Zum Einstieg in die Diätphase bereiten Sie Ihre Mahlzeiten am besten mithilfe der Rezeptvorschläge der ersten Woche zu. Danach sind Sie schon geübt und werden eigene Kreationen versuchen können oder sich etwas von den weiteren Rezeptvorschlägen heraussuchen.

Verwenden Sie eine digitale Küchenwaage, um die Mengen für Ihre Mahlzeiten genau abzuwiegen. Wiegen Sie alle Lebensmittel im frischen Zustand, um die Kalorien mit den Tabellen ab S. 138 zu berechnen.

Bereiten Sie alle Mahlzeiten fettfrei zu (z.B. Braten in der Teflonpfanne, auf dem Grill, Garen im Bratschlauch oder in Alufolie, Dünsten mit etwas Wasser).

## Fleisch- und Fischsorten (Proteine)

Essen Sie jeden Tag mittags und abends je eine Mahlzeit mit Proteinen in Form von 100 g Fleisch/Fisch/Geflügel oder 1 Eigelb mit 2 Eiweiß und Salat oder Gemüse. Verwenden Sie nur sehr mageres Fleisch, Geflügel und Fisch, vom dem Sie alles sichtbare Fett und die Haut vor der weiteren Zubereitung entfernen.

Lassen Sie NIE eine Protein-Mahlzeit aus und verringern Sie NICHT die Menge. Proteine sind sehr wichtig für Ihre Kraft und den Muskelaufbau. Wenn Sie nicht genug Proteine essen, lagern Sie Wasser ein und verringern dadurch den Gewichtsabbau.

Wenn Sie Vegetarier sind, können Sie statt Fleisch z.B. Tofu, Lopino, fettarmen Hüttenkäse, fettarmen Jogurt und Quark, fertige Aminosäuren oder Proteinshakes benutzen. Achten Sie bei Proteinshakes unbedingt auf eine gute vegetarische Qualität und dass er basisch verstoffwechselt werden kann. Die meisten auf dem Markt erhältlichen Shakes enthalten Proteine aus Fleisch oder Fisch und fördern eine Übersäuerung im Körper.

## Geeignete Gemüse und Salate

Verwenden Sie nur frischen Salat und frisches Gemüse, wenn möglich aus biologischem Anbau. Tiefgefrorenes Gemüse ist auch erlaubt, Dosengemüse ist jedoch ungeeignet.

Essen Sie mittags entweder Salat oder Gemüse und am Abend jedoch immer Gemüse zu Fleisch oder Fisch. Die empfohlene Menge sind ca. 100 g Frischware pro Mahlzeit. Bei Gemüse sind die Regeln allerdings nicht so streng. Sie können auch mehr Gemüse pro Mahlzeit essen, sollten allerdings darauf achten, dass Sie die Gesamtkalorienzahl von 500 pro Tag nicht überschreiten.

## Geeignete Früchte

Verwenden Sie nur frisches Obst, wenn möglich aus biologischem Anbau. Trockenfrüchte, gezuckerte Früchte und Dosenfrüchte sind ungeeignet. Essen Sie zwei Stück Obst pro Tag, bzw. eine Menge von 100 bis 150 g an frischen

## GEMÜSE UND SALAT

| Geeignet laut Originaldiät nach Dr. Simeons | Ebenfalls geeignet |
|---|---|
| **SALATE** | Aubergine |
| Eisbergsalat | Blumenkohl |
| Kopfsalat | Grüne Bohnen |
| Mangold | Grünkohl |
| Rucola | Lauch |
| **GEMÜSE** | Knollensellerie |
| Chicorée | Kohlrabi |
| Chinakohl | Pak Choi |
| Fenchel | Petersilienwurzel |
| Frühlingszwiebeln | Pilze *(Champignons, Shitake, Austernpilze)* |
| Paprikaschoten | Rosenkohl |
| Radieschen | Wirsing |
| Rotkohl | Zucchini |
| Salatgurke | **UNGEEIGNET** |
| Spargel *(weiß oder grün)* | Avocados |
| Spinat | Kartoffeln |
| Stangensellerie | Mais |
| Tomaten *(keine Cocktailtomaten)* | Möhren |
| Weißkohl | **HÜLSENFRÜCHTE** |
| Zwiebeln | Bohnen |
| | Erbsen |
| | Linsen |

Früchten, die erlaubt sind. Essen Sie Obst jedoch nicht abends. Der ideale Zeitpunkt für eine Obstzwischenmahlzeit ist morgens, vormittags oder nachmittags.

| FRÜCHTE | |
|---|---|
| **Geeignet laut Originaldiät nach Dr. Simeons** | **UNGEEIGNET** |
| Apfel *(sauer)* | Banane |
| Orange | Ananas |
| Grapefruit | Weintraube |
| Erdbeere | Kirsche |
| **Ebenfalls geeignet** | Pfirsich |
| Heidelbeere | Aprikose |
| Rote Johannisbeere | Birne |
| Papaya | |
| Rhabarber | |

## Geeignete Getränke

Trinken Sie täglich ausreichend Flüssigkeit, mindestens 1,5 bis 2 Liter am Tag. Wenn Sie wollen, können Sie auch mehr trinken. Achten Sie dabei auf die Qualität Ihrer Getränke.

Beobachten Sie während Ihres Abnehmprogrammes Ihren Kaffeekonsum: Sie sollten möglichst am Tag nicht mehr als ein bis zwei Tassen Kaffee trinken und starken Kaffee am Abend ganz vermeiden. Besorgen Sie sich für Ihr hCG-Programm am besten Tees aus biologischem Anbau. Hier finden Sie ein paar Informationen zu Teesorten, die besonders geeignet sind, begleitend zum Abnehmen getrunken zu werden. Probieren Sie die Tees und nehmen Sie den, der Ihnen gut schmeckt.

**Grüner Tee** reduziert die Aufnahme von Fettsäuren in den Körper und soll nach neusten Erkenntnissen auch das Hungergefühl reduzieren. Er enthält zahlreiche Polyphenole (sekundäre Pflanzenstoffe), über die er unter anderem positiv auf die Blutgefäße einwirken soll, durch die er helfen kann, den Cholesterinspiegel zu senken, und die ihn zu einem Bestandteil jeder ›Anti-Krebs-Diät‹ machen.

**Matetee** ist bekannt dafür, die Gewichtsabnahme zu fördern und hat darüber hinaus noch viele weitere wunderbare Eigenschaften. Matetee, auch Yerba Mate genannt, ist eine traditionelle südamerikanische Teesorte, die in Argentinien, Brasilien, Uruguay und in Paraguay schon seit Generationen das Lieblingsgetränk der dortigen Einwohner ist. Mittlerweile ist Matetee auch in Europa bekannt und begehrt, und wird nicht

| GETRÄNKE | UNGEEIGNET (Beispiele) |
|---|---|
| **WASSER** | Alkohol |
| Mineralwasser *(ohne Kohlensäure)* | Obstsäfte |
| Quellwasser | Limonaden |
| **KAFFEE** | Milch |
| schwarz *(1 x täglich mit 1 Teelöffel fettarmer Milch)* | |
| **TEE** | |
| Schwarzer Tee | |
| Grüner Tee | |
| Matetee | |
| Wu Long Tee | |
| Kräutertees | |

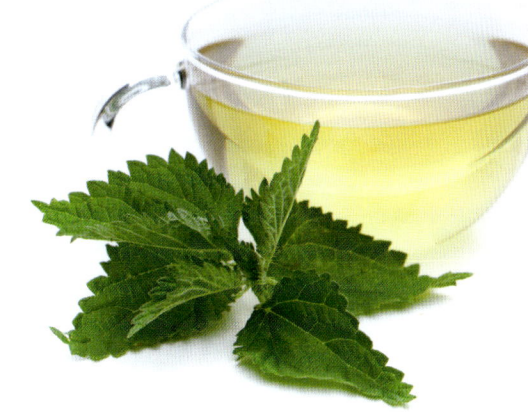

nur auf Grund seines besonderen Geschmacks, sondern auch als Unterstützung bei Diäten und wegen seines hohen Koffeingehalts als Kaffeeersatz getrunken. Yerba Mate enthält viele Mineralstoffe (Eisen), Spurenelemente, zahlreiche Vitamine (A, E, C sowie Vitamine des B-Komplexes) und Aminosäuren. Er ist ein machtvolles Antioxidans und unterstützt das Nerven- und Hormonsystem und wirkt sich positiv auf den Energiehaushalt aus.

*Zubereitung:*
Ein Teelöffel Yerba Mate für eine Tasse (200–250 ml) mit warmem Wasser aufgießen und 2–4 Minuten ziehen lassen. Anschließend durch ein Sieb gießen. Trinken Sie den Tee eine Stunde vor dem Essen.

**Wu Long Tee** (auch Oolong Tee) kommt aus China und kann mit seinen Inhaltsstoffen positiv in den Fettstoffwechsel eingreifen. Insbesondere scheint er die Umwandlung von Blutzucker in Fett zu bremsen und vielleicht sogar die Fettausscheidung zu erhöhen. Diese besonderen Eigenschaften sorgten in den letzten Jahren dafür, dass Wu long Tee sehr schnell und international bekannt wurde und als ›Fettkiller-Tee‹ vertrieben wird.

*Tipp:*
Trinken Sie 15 Minuten vor einer Mahlzeit eine Tasse Wu Long Tee.

## GEWÜRZE

| | |
|---|---|
| Apfelessig | Safran |
| Aceto Balsamico *(ohne Zucker)* | Salz *(Meersalz oder Himalaya-Salz)* |
| Cayenne-Pfeffer | Sambal Oelek *(ohne Zucker)* |
| Curry | Soja-Soße |
| Dijon-Senf *(ohne Zucker)* | Stevia |
| Garam Masala *(indische Würzmischung)* | Süßstoff *(Sacharin)* |
| Gelbwurzel *(Kurkuma)* | Tabasco |
| Gemüsebrühe *(fettfrei)* | Tomatenmark *(ohne Zucker)* |
| Grüne Kräuter *(frisch oder getrocknet)* | Wasabi *(japanischer grüner Meerrettich)* |
| Ingwer | Zimt |
| Kreuzkümmel *(Cumin)* | Zitronenpfeffer |
| Meerrettich *(frisch oder im Glas ohne Zucker)* | Zitronensaft |
| Paprikapulver | |
| Pfeffer *(schwarz)* | |

## UNGEEIGNET

| |
|---|
| Glutamat |
| Geschmacksverstärker |
| fertige Würzsoßen *(z.B. Maggi)* |
| fertige Gewürzmischungen |
| Süßstoff Aspartam |

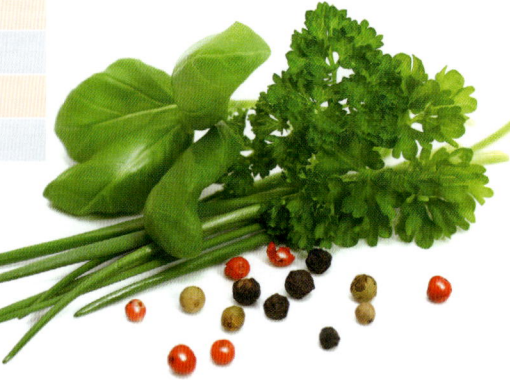

| ERLAUBTE SNACKS | UNGEEIGNET (Beispiele) |
|---|---|
| Knäckebrot *(max. 1–2 pro Tag)* | Brot |
| Grissini *(max. 1–2 pro Tag)* | Kuchen |
|  | Kekse |
|  | Bonbons |

### Geeignete Gewürze

Würzen Sie, wo immer Sie können, mit frischen Kräutern. Wenn Sie gerne scharf essen, umso besser, denn scharfes Essen regt den Stoffwechsel an.

Für den süßen Geschmack müssen Sie unbedingt auf Zucker verzichten, doch es gibt sehr gute Alternativen: zum Beispiel Erythritol oder Stevia. Erythritol (Näheres dazu siehe S. 134 unter Punkt 5) sieht aus wie Zucker und schmeckt so. Stevia hat neben seiner Süße einen lakritzartigen Eigengeschmack, den nicht jeder mag.

### Erlaubte Snacks

Einmal am Tag können Sie einen kleinen Snack zu sich nehmen. Erlaubt sind entweder 1–2 Scheiben Knäckebrot oder 1–2 Stangen Grissini. Der Snack eignet sich gut dafür, zwischen den Mahlzeiten das Gefühl von Hunger zu reduzieren.

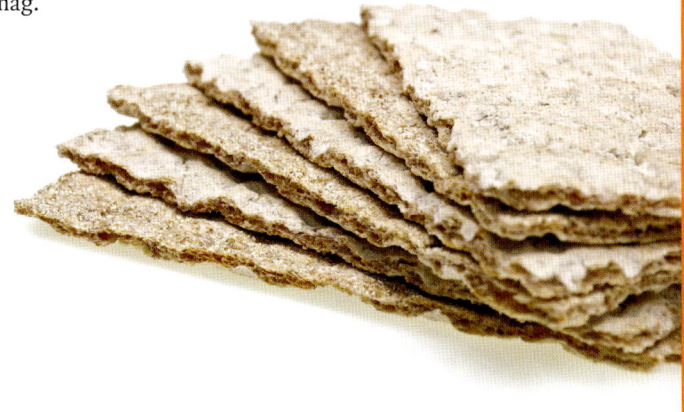

## Die ersten drei Diät-Tage

Die folgenden Lebensmittel sollten Sie für die ersten Tage der Diätphase frisch einkaufen. Der nebenstehende Einkaufszettel ist anhand der Rezepte der ersten drei Tage zusammengestellt, sodass Sie damit Ihre Einkäufe gut planen können.

Außerdem unterliegen die frischen Lebensmittel saisonalen Schwankungen und sind deshalb nicht immer verfügbar. Variieren Sie die Rezepte deshalb und tauschen Sie Lebensmittel, die gerade nicht frisch verfügbar sind, durch jahreszeitlich passende aus.

**TIPP:**
Kopieren Sie diese Einkaufsliste für Ihren Einkauf. So können Sie die Liste erneut benutzen und zudem die benötigten Lebensmittel im Laden gleich abhaken.

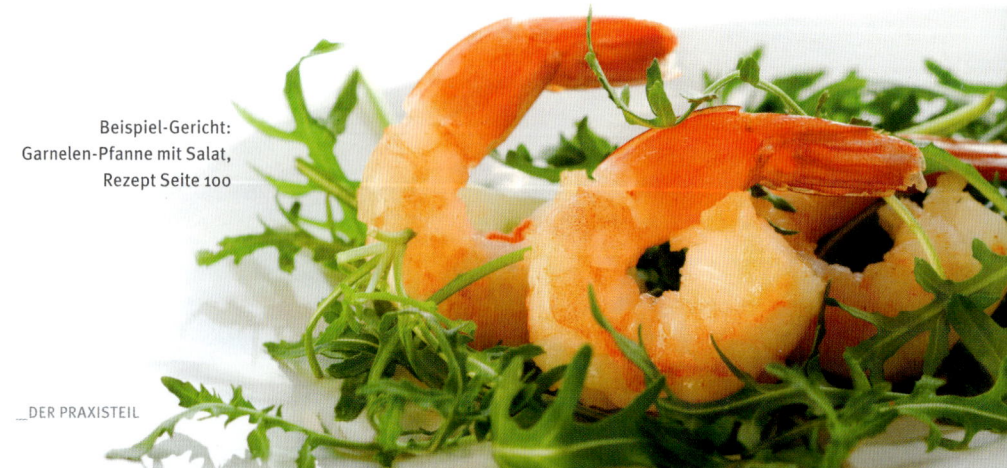

Beispiel-Gericht:
Garnelen-Pfanne mit Salat,
Rezept Seite 100

## 2. EINKAUFSLISTE

### Fleisch | Fisch

- [ ] 100 g Putenbrustschnitzel
- [ ] 100 g mageres Rindersteak
- [ ] 300 g Rinderhackfleisch (Tatar), sehr mager, in 100 g-Mengen portionieren lassen (oder aus Ihrem Tiefkühlfach)
- [ ] 100 g Hühnerbrustfilet
- [ ] 100 g große Garnelen (3–5 Stück, ggf. aus Ihrem Tiefkühlfach)
- [ ] 50 g Tintenfischringe Natur (tiefgekühlt, alternativ: fester, weißer Fisch)

### Gemüse | Salat | Kräuter

- [ ] 1 kleine Salatgurke
- [ ] 5 Tomaten
- [ ] 1 große Fleischtomate
- [ ] 100 g Rucola (geputzt 50 g)
- [ ] 50 g gemischte Blattsalate (geputzt)
- [ ] 5 Stangen Sellerie
- [ ] 1 kleinen Weißkohl
- [ ] 150 g Spinat (tiefgekühlt)
- [ ] 1 kleiner Bund Frühlingszwiebeln
- [ ] frischer Dill, frische Petersilie und frischer Koriander (auch tiefgekühlt möglich)

### Früchte

- [ ] 5 saure Äpfel
- [ ] 160 g Erdbeeren (falls Sie Ihre Kur im Sommer machen) oder 1 Orange

Bitte beachten Sie, dass bei dieser Einkaufsliste davon ausgegangen wird, dass Sie die Lebensmittel der Liste von Seite 74 im Haus haben!

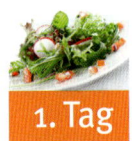

## 1. Tag

**NACH DEM AUFSTEHEN**
Wiegen und Messen
1. Einnahme der hCG-Tropfen (Beachten Sie bitte die Hinweise im Kasten S. 76)

**FRÜHSTÜCK**
Eine Tasse Kaffee oder Tee (ohne Milch, ohne Zucker, ggf. mit erlaubten Süßmitteln)

**VORMITTAGS**
2. Einnahme der hCG-Tropfen
Ein mittelgroßer Apfel, eine Orange, eine halbe Grapefruit (50 kcal)
Denken Sie daran, genug Wasser oder Tee zu trinken!

**MITTAGESSEN**
3. Einnahme der hCG-Tropfen

### Sommer-Salat mit gegrillter Pute
(154 kcal)

**ZUTATEN:**
100 g Putenschnitzel (107 kcal)
100 g Schlangengurke, in kleine Stücke geschnitten (12 kcal)
1 Knoblauchzehe, fein geschnitten (2 kcal)
1 Tomate in Stücke geschnitten (ca. 70 g, 12 kcal)
etwas frischer Dill (ca. 5 g, 3 kcal)
1 Frühlingszwiebel in Ringe geschnitten (ca. 30 g, 10 kcal)
50 g gemischte Blattsalate, gewaschen (6 kcal)
1 Esslöffel Zitronensaft (2 kcal)
Salz und Pfeffer (0 kcal)

**ZUBEREITUNG:**
Gurke und Knoblauch zusammen pürieren und mit Dill, Zitronensaft, Salz und Pfeffer verrühren. Tomate und Frühlingszwiebel mit den Blattsalaten mischen und mit der Gurken-Soße

anmachen. Mit Salz und Pfeffer abschmecken.
Grill oder Pfanne erhitzen. Das Putenschnitzel mit erlaubten Gewürzen Ihrer Wahl bestreuen und Fleisch von beiden Seiten einige Minuten grillen/anbraten.

## NACHMITTAGS
4. Einnahme der hCG-Tropfen
einige Erdbeeren (ca. 50 g, 16 kcal) oder ca. 30 g Orangenfruchtfleisch (etwa eine halbe Orange, 24 kcal)
Kaffee, Tee und Wasser nach Lust und Laune

## ABENDESSEN
5. Einnahme der hCG-Tropfen

# Rindersteak mit Barbecue-Soße und Spinat
(272 kcal)

**ZUTATEN:**
100 g mageres Rindersteak (130 kcal)
150 g Spinat, tiefgekühlt (31 kcal)

**ZUTATEN** für die Barbecue-Soße:
100 g Tomatenmark (80 kcal)
50 ml Apfelessig (10 kcal)
3 Esslöffel Zitronensaft (6 kcal)
2 bis 3 Spritzer Tabasco (0 kcal)
1 Zwiebel, fein gewürfelt (ca. 30 g, 8 kcal)
2 Knoblauchzehen, fein gewürfelt (4 kcal)
1 Prise Chili-Pulver (0 kcal)
1/2 Teelöffel Sojasoße (3 kcal)
1 Teelöffel Petersilie, fein gehackt (0 kcal)
Cayenne-Pfeffer (0 kcal)
Salz und Pfeffer (0 kcal)
Süßmittel (0 kcal)

## ZUBEREITUNG:

Den tiefgekühlten Spinat in einem Topf erwärmen und würzen. Alle Zutaten für die Barbecue-Soße in einem kleinen Topf verrühren und zum Kochen bringen. Fünf Minuten köcheln lassen und – wenn nötig – etwas Wasser hinzugeben. Fleisch in beschichteter Pfanne von beiden Seiten fettfrei scharf anbraten oder grillen.

## TIPP:

Diese Barbecue-Soße passt zu allen Arten von Fleisch und Garnelen.

## VOR DEM SCHLAFEN

6. Einnahme der hCG-Tropfen

**KALORIEN AM 1. DIÄTTAG GESAMT: 497 BZW. 500 KCAL**

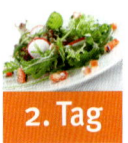

# 2. Tag

## NACH DEM AUFSTEHEN

Wiegen
1. Einnahme der hCG-Tropfen

## FRÜHSTÜCK

Eine Tasse Kaffee oder Tee (ohne Milch, ohne Zucker, ggf. mit erlaubten Süßmitteln)

## VORMITTAGS

2. Einnahme der hCG-Tropfen
Ein mittelgroßer Apfel, eine Orange, eine halbe Grapefruit (50 kcal)
Denken Sie daran, genug Wasser oder Tee zu trinken!

**MITTAGESSEN**

3. Einnahme der hCG-Tropfen

## Salat von Meeresfrüchten
(166 kcal)

**ZUTATEN:**

3–5 rohe geschälte Garnelen (ca. 50 g, 51 kcal)
50 g Tintenfischringe Natur, in dünne Streifen geschnitten (48 kcal)
(alternativ: fester, weißer Fisch)
2 Stangen Sellerie, in feine Streifen geschnitten (ca. 100 g, 17 kcal)
50 g Rucola (12 kcal)
2 Tomaten (ca. 150 g, 26 kcal)
1 Frühlingszwiebel, in feine Ringe geschnitten (ca. 30 g, 10 kcal)
1 Esslöffel Zitronensaft (2 kcal)
etwas Süßmittel (0 kcal)
Salz und Pfeffer (0 kcal)

**ZUBEREITUNG:**

Den Backofen auf 150 Grad (Umluft 140 Grad) vorheizen. Die Tomaten halbieren und entkernen. Tomatenhälften in eine Auflaufform geben und im Ofen (Mitte) ca. 10 Minuten garen, anschließend abkühlen lassen und in Scheiben schneiden.
Frühlingszwiebeln und Sellerie kurz bissfest in einer Pfanne fettfrei anrösten. Garnelen am Rücken einschneiden, den dunklen Darm entfernen, danach waschen, trockentupfen und halbieren. In der Pfanne die Garnelen-Hälften und die Tintenfischringe von beiden Seiten fettfrei anbraten. Zitronensaft mit Pfeffer, Salz und Süßmittel mischen. Tomaten, Rucola, Sellerie und Frühlingszwiebeln mit dieser Soße anmachen, abschmecken und mit den lauwarmen Meeresfrüchten garnieren.

**NACHMITTAGS**

4. Einnahme der hCG-Tropfen
2 Grissini oder 2 Scheibe Knäckebrot (72 kcal)
einige Erdbeeren (ca. 30 g, 10 kcal) oder eine halbe Orange (ca. 30 g, 24 kcal)
Kaffee, Tee und Wasser nach Lust und Laune

**ABENDESSEN**

Planen Sie heute Ihr erstes Basenbad (s. S. 45) ein!
5. Einnahme der hCG-Tropfen

## Asia Kohlsuppe
(zwei Portionen, pro Portion 196 kcal)

**ZUTATEN:**

200 g sehr mageres Rinderhackfleisch (226 kcal)
400 g Weißkohl, in Streifen geschnitten (100 kcal)
1 große Zwiebel, geschnitten (ca. 50 g, 14 kcal)
1 Stückchen Ingwer, fein geschnitten (ca. 5 g, 3 kcal)
1 Teelöffel Sambal Oelek (ca. 5 g, 7 kcal)
2 Tomaten, in Stücke geschnitten (ca. 150 g, 26 kcal)
1 Knoblauchzehe, fein gehackt (20 kcal)
400 ml Gemüsebrühe, fettfrei (12 kcal)
Salz und Pfeffer (0 kcal)
frischer Koriander (3 kcal)

**ZUBEREITUNG:**

Das Fleisch im Topf anbräunen, Gewürze dazugeben, anbraten. Kohl, Tomaten und Gemüsebrühe dazugeben. Köcheln lassen bis der Kohl weich ist. Mit Salz und Pfeffer abschmecken und kurz vorm Servieren mit frischem Koriander bestreuen.

**TIPP:**

Dieses Rezept kann gut in größeren Mengen zubereitet werden, da die Suppe sich einige Tage im Kühlschrank hält. Sie können statt Rinderhack auch geschnetzeltes Hühnerfilet oder Garnelen verwenden.

**VOR DEM SCHLAFEN**

6. Einnahme der hCG-Tropfen

**KALORIEN AM 2. DIÄTTAG GESAMT: 494 BZW. 508 KCAL**

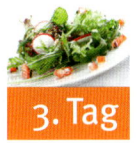

## 3. Tag

**NACH DEM AUFSTEHEN**
Wiegen
1. Einnahme der hCG-Tropfen

**FRÜHSTÜCK**
Eine Tasse Kaffee oder Tee (ohne Milch, ohne Zucker, ggf. mit erlaubten Süßmitteln)

**VORMITTAGS**
2. Einnahme der hCG-Tropfen
Ein mittelgroßer Apfel, eine Orange, eine halbe Grapefruit (50 kcal)
Denken Sie daran, genug Wasser oder Tee zu trinken!

**MITTAGESSEN**
3. Einnahme der hCG-Tropfen

### Orientalischer Hühnersalat mit Apfel
(184 kcal)

**ZUTATEN:**
100 g Hühnerbrust, gekocht, gewürfelt (107 kcal)
1 Apfel, geschält, gewürfelt (ca. 100 g, 52 kcal)
2 Stangen Sellerie, gewürfelt (ca. 100 g, 17 kcal)
3 Esslöffel Zitronensaft (6 kcal)
1/2 Teelöffel Zimt (2 kcal)
1 Prise geriebene Muskatnuss (0 kcal)
1 Prise geriebenen Kardamom (0 kcal)
Salz und Pfeffer (0 kcal), Süßmittel (0 kcal)

**ZUBEREITUNG:**
Fleisch mit Apfel und Sellerie mischen. Mit Süßmittel, Zitronensaft und Gewürzen anmachen und 20 Minuten ziehen lassen.

**NACHMITTAGS**

4. Einnahme der hCG-Tropfen

2 Grissini oder 2 Scheibe Knäckebrot (72 kcal)

einige Erdbeeren (ca. 100 g, 32 kcal) oder eine halbe Orange (ca. 30 g, 24 kcal)

Kaffee, Tee und Wasser nach Lust und Laune

**ABENDESSEN**

5. Einnahme der hCG-Tropfen

## Gefüllte Tomate mit Hackfleisch
(164 kcal)

**ZUTATEN:**

100 g sehr mageres Rinderhackfleisch (113 kcal)

1 Stange Sellerie, kleingewürfelt (ca. 50 g, 9 kcal)

1 große Fleischtomate (ca. 150 g, 26 kcal)

1 kleine Zwiebel, fein gewürfelt (ca. 30 g, 8 kcal)

1 Knoblauchzehe, fein gewürfelt (2 kcal)

etwas Sambal Oelek (ca. 3 g, 3 kcal)

etwas Paprikapulver (0 kcal)

frische Petersilie (ca. 5 g, 3 kcal)

Salz und Pfeffer (0 kcal)

**ZUBEREITUNG:**

Wasser aufkochen. Von der Tomate den Strunk entfernen und einige Minuten in dem heißen Wasser blanchieren. Den oberen Teil der Tomate abschneiden und Tomate aushöhlen. Tomateninneres kleinschneiden.

Rinderhack und Sellerie in einer Teflonpfanne fettfrei anbraten. Zwiebel, Knoblauch und Gewürze dazugeben und dünsten, bis die Zwiebelstückchen glasig sind. Tomateninnereien dazugeben und köcheln lassen, bis die Flüssigkeit fast verdampft ist. Mit Salz und Pfeffer abschmecken und in die ausgehöhlte Tomate füllen. Mit Petersilie bestreuen und servieren.

**VOR DEM SCHLAFEN**

6. Einnahme der hCG-Tropfen

**KALORIEN AM 3. DIÄTTAG GESAMT: 494 BZW. 502 KCAL**

# Unvorhergesehenes, Sündigen und der Hunger

Es sollte nicht, aber es kann immer einmal passieren, dass während der Diätphase ein Termin dazwischenkommt, eine Einladung oder ein Geschäftsessen bei dem man sich das Restaurant nicht selbst aussuchen kann. Seien Sie mutig! Fragen Sie bei der Bedienung nach, ob man Ihnen ein Stück ›erlaubtes‹ Fleisch fettfrei brät und dazu Gemüse dünstet ohne Fett und Soße (die womöglich nicht erlaubte Zutaten enthalten könnte). Meist sind die Küchen sehr kooperativ.

Und dann gibt es noch die Situationen, in denen Sie einer Verführung erliegen und etwas Falsches, nicht Erlaubtes essen. Das ist schade, denn solch ein ›Ausrutscher‹ wirft Sie um etwa drei Tage im Abnehmerfolg zurück. Doch keine Panik! Geben Sie deswegen auf keinen Fall auf! Kehren Sie sofort zu erlaubten Lebensmitteln zurück. Beobachten Sie Ihr Gewicht und überlegen Sie, ob Sie einen ›Apfeltag‹ zum Ausgleich einschieben.

Wenn Hunger für Sie ein Thema ist, dann kann eine Hilfsmaßnahme das Aufteilen der hCG-Tropfen auf sechs Einnahmen am Tag sein, falls Sie das nicht schon tun.

Eine andere Maßnahme ist es, mehr zu trinken. Wenn Sie Hungergefühle haben, kochen Sie sich eine Tasse Tee und setzen Sie sich hin, um ihn schluckweise zu genießen, das hilft auf jeden Fall. Am besten nehmen Sie dafür einen der Tees, die ab Seite 84 vorgestellt wurden, denn die können nochmal besonders wirksam gegen Hunger sein.

Eine weitere Möglichkeit ist, Aminosäureergänzungen zu nehmen. Sie versorgen Ihren Körper mit Aminosäuren, ›beschäftigen‹ Ihren Magen und Sie nehmen keine Kalorien zu sich. Probieren Sie es aus, mindestens eine dieser Maßnahmen wird auch bei Ihnen Wirkung zeigen.

# Die letzten vier Tage der ersten Diätwoche

Die folgenden Lebensmittel sollten Sie für den zweiten Teil der Diätwoche frisch einkaufen. Der Einkaufszettel ist anhand der Rezepte der vier folgenden Tage zusammengestellt, sodass Sie damit Ihre Einkäufe gut planen können.

## 3. EINKAUFSLISTE

### Fleisch | Fisch

- [ ] 5-6 Garnelen (ca. 120 g)
- [ ] 300 g gemischter Fisch oder Meeresfrüchte nach Wahl
- [ ] 100 g weißer Fisch
- [ ] 100 g Putenschnitzel
- [ ] 100 g mageres Rindersteak
- [ ] 100 g Kalbskotelett ohne Knochen
- [ ] 500 g Hühnerbrust ohne Haut

### Gemüse | Salat | Kräuter

- [ ] 250 g tiefgekühlter Spinat
- [ ] 4 Kirschtomaten
- [ ] 1 Bund Radieschen
- [ ] 1 kleines Stück Gurke oder Sellerie
- [ ] 2 Fenchelknollen
- [ ] 1 kleiner Kopf Weißkohl

## Gemüse | Salat | Kräuter

- [ ] 1 kleiner Chinakohl
- [ ] 1 rote Zwiebel
- [ ] 2 Frühlingszwiebeln
- [ ] 100 g Eisbergsalat oder andere Salate
- [ ] 1 Bund Rucola (50 g, geputzt)
- [ ] frische glatte Petersilie
- [ ] frischer Thymian
- [ ] frisches Basilikum
- [ ] frischer Salbei
- [ ] frischer Koriander
- [ ] 1 Stange frisches Zitronengras
- [ ] Cuminpulver/Kreuzkümmelpulver (im Asialaden)
- [ ] Koriandersamen (im Asialaden)
- [ ] Safranfäden oder -pulver (im Asialaden)

## Früchte

- [ ] 4 Orangen
- [ ] 1 Grapefruit
- [ ] 5 saure Äpfel
- [ ] 100 g Erdbeeren (im Winter tiefgekühlt)

Bitte beachten Sie, dass bei dieser Einkaufsliste davon ausgegangen wird, dass Sie die Lebensmittel der Liste von Seite 74 im Haus haben.

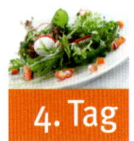

## 4. Tag

### NACH DEM AUFSTEHEN
Wiegen
1. Einnahme der hCG-Tropfen

### FRÜHSTÜCK
Eine Tasse Kaffee oder Tee (ohne Milch, ohne Zucker, ggf. mit erlaubten Süßmitteln)

### VORMITTAGS
2. Einnahme der hCG-Tropfen
Ein mittelgroßer Apfel, eine Orange, eine halbe Grapefruit (50 kcal)
Denken Sie daran, genug Wasser oder Tee zu trinken!

### MITTAGESSEN
3. Einnahme der hCG-Tropfen

## Garnelen-Pfanne mit Salat an French-Dressing
(164 kcal)

### ZUTATEN:
5–6 Garnelen (ca. 120 g, 125 kcal)
2 kleine Zwiebeln (ca. 50 g, 14 kcal)
1 kleine Knoblauchzehe (2 kcal)
etwas glatte Petersilie, gezupft (ca. 5 g, 3 kcal)
Salz und Pfeffer (0 kcal)
2 Spritzer Zitronensaft (1 kcal)

### FÜR DEN SALAT:
50 g Eisbergsalat, grüner Salat oder andere Blattsalate (7 kcal)
25 ml Gemüsebrühe, fettfrei (1 kcal)
2 Teelöffel Apfelessig (2 kcal)
2 Teelöffel Zitronensaft (3 kcal)
1/4 Teelöffel Meerrettich (ca. 5 g, 3 kcal)

1/4 Teelöffel Dijon-Senf (ca. 5 g, 4 kcal)
Cayenne-Pfeffer, Salz, evtl. Süßmittel

ZUBEREITUNG:

Gemüsebrühe, Apfelessig und Zitronensaft in einem Topf mischen. Meerrettich, Dijon-Senf und die Gewürze dazugeben und bei niedriger Hitze kurz erwärmen und wieder abkühlen lassen (French-Dressing).

Garnelen am Rücken einschneiden, den dunklen Darm entfernen, danach waschen und trockentupfen. Zwiebeln in feine Ringe und Knoblauch in dünne Scheiben schneiden. Petersilie grob hacken. Garnelen in einer beschichteten Pfanne fettfrei anbraten. Zwiebeln und Knoblauch kurz mitbraten lassen, mit Salz, Pfeffer und Zitronensaft würzen.

Salat waschen und trocknen, mit dem French-Dressing mischen und mit den Garnelen servieren.

### NACHMITTAGS
4. Einnahme der hCG-Tropfen
2 Grissini oder 2 Scheibe Knäckebrot (72 kcal)
1 Grapefruit (ca. 100 g Fruchtfleisch, 50 kcal)

### ABENDESSEN
5. Einnahme der hCG-Tropfen

# Indischer Hühnchen-Curry mit Spinat
(4 Portionen, je Portion 144 kcal)

ZUTATEN:

400 g Hühnerbrust ohne Haut (428 kcal)
3 große Zwiebeln (ca. 150 g, 41 kcal)
4 mittlere Tomaten, sehr klein geschnitten (ca. 300 g, 51 kcal)
250 ml Gemüsebrühe, fettfrei (8 kcal)
2 1/2 Teelöffel Apfelessig (15 kcal)
1 große Knoblauchzehe (2 kcal)
1 Teelöffel frisch gehackter Ingwer (ca. 10 g, 6 kcal)
1 Teelöffel Tomatenmark (ca. 5 g, 4 kcal)
1 Teelöffel Garam Masala (1,5 kcal)

1/2 Teelöffel Paprikapulver (1,5 kcal)
etwas Zimt (0 kcal)
1/2 Teelöffel Cumin (1,5 kcal)
1/2 Teelöffel Koriander (1,5 kcal)
1/4 Teelöffel Cayenne-Pfeffer (0 kcal)
150 g tiefgekühlten Spinat (31 kcal)
etwas Knoblauchpulver (0 kcal)

ZUBEREITUNG:
Alle Zutaten (außer dem Fleisch und dem Spinat) miteinander mischen bis sich eine Paste formt. In einer beschichteten Pfanne für drei Minuten anbraten. Dann das Fleisch dazugeben und fünf Minuten weiterbraten. Gemüsebrühe dazugeben und zum Kochen bringen. Temperatur herunterschalten und für weitere 15 Minuten abgedeckt schwach weiterkochen, dabei ab und zu umrühren, danach ohne den Topfdeckel noch 5 Minuten weiterköcheln, mit Salz und Pfeffer abschmecken.
Spinat in einem Topf erhitzen, mit Salz, Pfeffer und evtl. etwas Knoblauchpulver würzen.

**VOR DEM SCHLAFEN**
6. Einnahme der hCG-Tropfen

**KALORIEN AM 4. DIÄTTAG GESAMT: 481 KCAL**

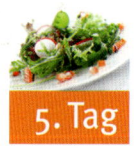

## 5. Tag

**NACH DEM AUFSTEHEN**
Wiegen
1. Einnahme der hCG-Tropfen

### FRÜHSTÜCK
Eine Tasse Kaffee oder Tee (ohne Milch, ohne Zucker, ggf. mit erlaubten Süßmitteln)

### VORMITTAGS
2. Einnahme der hCG-Tropfen
Ein mittelgroßer Apfel, eine Orange, eine halbe Grapefruit (50 kcal)
Denken Sie daran, genug Wasser oder Tee zu trinken!

### MITTAGESSEN
3. Einnahme der hCG-Tropfen

## Rindfleischsalat
(198 kcal)

**ZUTATEN:**

100 g mageres Rindersteak, in Würfel geschnitten (130 kcal)
1 rote Zwiebel, in Ringe geschnitten (ca. 30 g, 8 kcal)
50 g Rucola (14 kcal)
4 Kirschtomaten, vierteln (ca. 100 g, 27 kcal)
5 Radieschen, in Scheiben geschnitten (ca. 40 g, 6 kcal)
1 Esslöffel Zitronensaft (2 kcal)
1 Esslöffel Apfelessig (2 kcal)
1 Teelöffel Thymian (ca. 5 g, 3 kcal)
1 kleines Stück Gurke oder Sellerie je nach Belieben, gewürfelt (5 kcal)
1 Esslöffel Gemüsebrühe (2 kcal)
Salz und Pfeffer (0 kcal)

**ZUBEREITUNG:**

Zitronensaft, Gemüsebrühe, Thymian und Pfeffer zu einer Marinade verrühren und das Fleisch darin einlegen. Rucola auf einen Teller geben und mit Tomaten, Zwiebeln und Gurke/Sellerie darauf anrichten. Fleisch mit der Marinade in einer beschichteten Pfanne sechs Minuten braten, danach salzen. Das Fleisch in Scheiben schneiden und auf dem Salat anrichten. Bratfond mit etwas Gemüsebrühe aufkochen, mit Essig ablöschen und über den Salat träufeln.

## NACHMITTAGS
4. Einnahme der hCG-Tropfen
1 Grissini oder 1 Scheibe Knäckebrot (36 kcal)
1 Orange (43 kcal)

## ABENDESSEN
5. Einnahme der hCG-Tropfen

## Fisch mit Tomate, Basilikum und Fenchel
(172 kcal)

**ZUTATEN:**
100 g weißer Fisch (120 kcal)
1 Tomate, kleingewürfelt (ca. 50 g, 14 kcal)
1/2 Fenchelknolle (ca. 100 g, 25 kcal)
Evtl. etwas Gemüsebrühe (2 kcal)
1 kleine Knoblauchzehe, fein gehackt (2 kcal)
1 kleine Zwiebel, fein gehackt (ca. 30 g, 8 kcal)
Salz und Pfeffer (0 kcal)
frisches Basilikum (ca. 5 g, 3 kcal)

**ZUBEREITUNG:**
Fenchel in dünne Streifen schneiden und in einer beschichteten Pfanne braten, evtl. ein wenig Gemüsebrühe dazugeben. Zwiebel und Knoblauch in eine zweite beschichtete Pfanne geben und kurz andünsten, dann den Fisch dazu geben und vorsichtig auf beiden Seiten braten. Nach einigen Minuten Tomate und frisches Basilikum dazugeben und salzen und pfeffern, zusammen mit dem Fenchel servieren.

## VOR DEM SCHLAFEN
6. Einnahme der hCG-Tropfen

**KALORIEN AM 5. DIÄTTAG GESAMT: 499 KCAL**

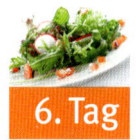

## 6. Tag

### NACH DEM AUFSTEHEN
Wiegen
1. Einnahme der hCG-Tropfen

### FRÜHSTÜCK
Eine Tasse Kaffee oder Tee (ohne Milch, ohne Zucker, ggf. mit erlaubten Süßmitteln)

### VORMITTAGS
2. Einnahme der hCG-Tropfen
Ein mittelgroßer Apfel, eine Orange, eine halbe Grapefruit (50 kcal)
Denken Sie daran, genug Wasser oder Tee zu trinken!

### MITTAGESSEN
3. Einnahme der hCG-Tropfen

## Tomatensuppe mit Putenstreifen (183 kcal)
## Salat mit Erdbeerdressing (21 kcal)

**ZUTATEN SUPPE:**
100 g frische Tomaten (17 kcal)
100 ml fettfreie Gemüsebrühe (3 kcal)
50 g Tomatenmark (40 kcal)
1 Knoblauchzehe, fein gehackt (2 kcal)
1 Zwiebel, fein gehackt (ca. 30 g, 8 kcal)
1 Teelöffel getrockneter Oregano (3 kcal)
1 Prise Majoran (0 kcal)
Salz und Pfeffer (0 kcal)
100 g Putenfilet in Streifen (107 kcal)
6 Blätter frisches Basilikum, gehackt (3 kcal)

**ZUTATEN SALAT:**
50 g Eisbergsalat (7 kcal)
2–3 Erdbeeren (ca. 30 g, 10 kcal)
1 Esslöffel Apfelessig (2 kcal)
1 Esslöffel Zitronensaft (2 kcal)
1 Prise Cayenne-Pfeffer (0 kcal)
Salz und Pfeffer (0 kcal)
Süßmittel (0 kcal)

**ZUBEREITUNG SUPPE:**
Alle Zutaten (außer Putenstreifen und Basilikum) im Küchenmixer pürieren. In einem kleinen Topf zum Kochen bringen und 20 Minuten köcheln lassen. Gegebenenfalls etwas Wasser dazugeben. Putenstreifen scharf anbraten, in die fertige Suppe geben und mit frischen Basilikum bestreut servieren.

**ZUBEREITUNG SALAT:**
Eisbergsalat in Streifen schneiden. Für das Erdbeerdressing alle Zutaten im Mixer zu einer Salatsoße mischen und über die Salatstreifen geben.

**NACHMITTAGS**
4. Einnahme der hCG-Tropfen
1 Orange (43 kcal) oder 1/2 Apfel (26 kcal)

**ABENDESSEN**
Planen Sie heute Ihr zweites Basenbad der Woche ein!
5. Einnahme der hCG-Tropfen

## Kalbfleisch »Florentiner Art« mit Spinat
(179 kcal)

**ZUTATEN:**
100 g Kalbskotelett, ohne Knochen (112 kcal)
100 g tiefgekühlten Spinat (20 kcal)
etwas Gemüsebrühe (3 kcal)
1 Scheibe Knäckebrot (36 kcal)

2 Teelöffel Zitronensaft (2 kcal)
1 Knoblauchzehe, fein gehackt (2 kcal)
1/2 kleine Zwiebel, fein gehackt (ca. 15 g, 4 kcal)
frischen Salbei (ca. 5 g, 3 kcal)
Prise Paprikapulver (0 kcal)
etwas Zitronenschale, gerieben (0 kcal)
Salz und Pfeffer (0 kcal)

ZUBEREITUNG:

Kotelett flach klopfen, Knäckebrot fein reiben und mit geriebener Zitronenschale und Paprikapulver mischen. Dann das Fleisch zuerst in den Zitronensaft und dann in die Knäckebrot-Mischung tauchen und anbraten, Salbei dazugeben und Fleisch weiterbraten, bis es leicht braun ist. Fleisch aus der Pfanne nehmen. Angesetztes in der Pfanne mit Gemüsebrühe ablöschen. Knoblauch und Zwiebel dazugeben, zuletzt den Spinat dazugeben und schwach köcheln lassen. Dann alles über das Fleisch geben und mit Salz und Pfeffer würzen.

TIPP:

Alternativ können Sie bei diesem Rezept auch Mangold statt Spinat verwenden.

**VOR DEM SCHLAFEN**
6. Einnahme der hCG-Tropfen

**KALORIEN AM 6. DIÄTTAG GESAMT: 502 KCAL**

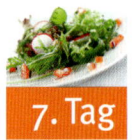

## 7. Tag

**NACH DEM AUFSTEHEN**
Wiegen
1. Einnahme der hCG-Tropfen

**FRÜHSTÜCK**
Eine Tasse Kaffee oder Tee (ohne Milch, ohne Zucker, ggf. mit erlaubten Süßmitteln)

**VORMITTAGS**
2. Einnahme der hCG-Tropfen
Ein mittelgroßer Apfel, eine Orange, eine halbe Grapefruit (50 kcal)
Denken Sie daran, genug Wasser oder Tee zu trinken!

**MITTAGESSEN**
3. Einnahme der hCG-Tropfen

### Hühnersalat mit Weißkohl und Orangen
(164 kcal)

**ZUTATEN:**
100 g Hühnerbrust, in Streifen geschnitten (107 kcal)
150 g frischen Weißkohl, in dünne Streifen geschnitten (37 kcal)
3 Esslöffel Orangensaft, frisch gepresst (8 kcal)
1 Esslöffel Apfelessig (2 kcal)
2 Esslöffel Zitronensaft (4 kcal)
1 kleines Stück Ingwer, gehackt (ca. 10 g, 6 kcal)
1 Prise Cayenne-Pfeffer (0 kcal)
Salz und Pfeffer (0 kcal)

**ZUBEREITUNG:**
Hühnerbruststreifen in einer Mischung aus Apfelessig, Zitronensaft und Ingwer etwa 10 Minuten einlegen, dann fettfrei braten.

Für das Dressing Orangensaft, Salz, Pfeffer und Cayenne-Pfeffer mischen. Wenn nötig mit etwas Apfelessig abschmecken. Rohe Weißkohlstreifen mit dem Dressing vermischen. 20 Minuten ziehen lassen und zusammen mit dem gebratenen Hühnchen servieren.

**NACHMITTAGS**
4. Einnahme der hCG-Tropfen
2 Grissini oder 2 Scheibe Knäckebrot (72 kcal) und 1/2 Orange (24 kcal)

**ABENDESSEN**
5. Einnahme der hCG-Tropfen

## Fischsuppe
(2 Portionen, je Portion 192 kcal)

**ZUTATEN:**
300 g gemischter Fisch oder Meeresfrüchte nach Wahl, grob gewürfelt (285 kcal)
1 Stange Zitronengras, in feine Streifen geschnitten (ca. 5 g, 3 kcal)
1 Fenchelknolle, in feine Streifen geschnitten (ca. 100 g, 25 kcal)
2 Tassen Chinakohl, in feine Streifen geschnitten (ca. 50 g, 7 kcal)
2 Frühlingszwiebeln, in feine Ringe geschnitten ( ca. 60 g, 20 kcal)
1 Knoblauchzehe, fein gewürfelt (2 kcal)
1 Esslöffel Sojasoße (11 kcal)
1/2 cm Ingwer, fein geschnitten (ca. 10 g, 6 kcal)
1/2 Teelöffel Sambal Oelek (ca. 5 g, 3,5 kcal)
etwas Safranfäden oder -pulver (0 kcal)
1 Spritzer Zitronensaft (2 kcal)
500 ml Gemüsebrühe, fettfrei (15 kcal)
frischer Koriander (ca. 5 g, 3 kcal)
Salz und Pfeffer (0 kcal)

**ZUBEREITUNG:**
Gemüsebrühe in einem Topf erhitzen. Alle Zutaten bis auf den Fisch und den Koriander in die Brühe geben und fünf Minuten köcheln lassen. Dann den Fisch zugeben, weitere fünf Minuten köcheln lassen und mit Salz und Pfeffer abschmecken.

Koriander waschen und trockenschütteln, zupfen, in die Fischsuppe geben und servieren.

**VOR DEM SCHLAFEN**
6. Einnahme der hCG-Tropfen

**KALORIEN AM 7. DIÄTTAG GESAMT: 502 KCAL**

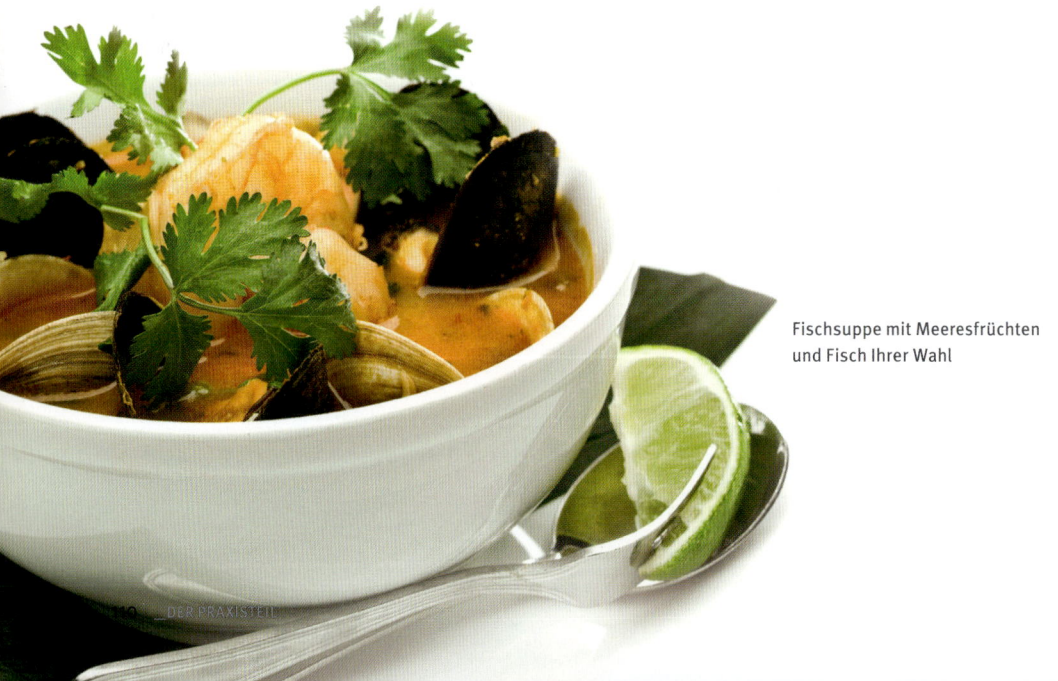

Fischsuppe mit Meeresfrüchten und Fisch Ihrer Wahl

# Weitere Rezepte – die zweite und die dritte Woche Ihrer Diätphase

Die zweite und die dritte Woche Ihrer Diätphase läuft entsprechend der ersten Woche ab. Sie sind nun schon geübt, was den Ablauf und die Essenszubereitung angeht, daher können Sie sich aus den folgenden Rezepten immer etwas aussuchen. Möglich ist es natürlich auch, dass Sie es sich einfach machen und die erste Woche entsprechend des hier abgedruckten Planes noch zweimal wiederholen. Oder Sie werden ganz kreativ und entwerfen eigene Rezepte. Halten Sie sich dabei jedoch STRIKT an die erlaubten Lebensmittel und bleiben Sie unbedingt immer bei den 500 Kilokalorien am Tag, sonst gefährden Sie Ihren schönen Abnehmerfolg (Ausnahme: Sie haben Ihr Wunschgewicht schon erreicht)!

Und noch etwas: Denken Sie daran, dass Sie am 19. Diättag das letzte Mal Ihre hCG-Tropfen einnehmen. Danach machen Sie noch zwei letzte Tage Diätphase (20. und 21. Tag) ohne hCG und gehen schließlich in die Stabilisierungsphase über.

Wenn Sie am Ende Ihrer Diätphase entscheiden, dass Sie sie verlängern wollen, weil Sie noch mehr abnehmen wollen, dann nehmen Sie weiterhin die hCG-Tropfen täglich ein und beenden die Phase, wenn Sie Ihr Wunschgewicht oder wenn Sie den 40. Diättag erreicht haben, denn länger sollte die Diätphase nicht dauern.

Sollten Sie sich während oder gegen Ende der Diät schwach fühlen, kann es sein, dass Ihr Körper nicht mehr über genügend Fettreserven verfügt. Oder Sie verrichten zu anstrengende Arbeit und die Energie dafür wird nicht schnell genug zur Verfügung gestellt. Bitte steigern Sie dann auf jeden Fall die Kalorienzufuhr. Wenn dieser Zustand anhält, beenden Sie die Diät und gehen zur Stabilisierungsphase über.

## Suppen

# Mexikanische Tomaten-Hühner-Suppe
(4 Portionen, 140 kcal pro Portion)

**ZUTATEN:**
400 g Tomaten, in Stücke geschnitten (68 kcal)
250 ml Gemüsebrühe, fettfrei (7 kcal)
400 g Hühnerbrust, gekocht und gewürfelt (428 kcal)
100 g Zwiebeln, klein gewürfelt (27 kcal)
100 g Stangensellerie, klein gewürfelt (17 kcal)
Frischer Koriander, gehackt (ca. 5 g, 3 kcal)
1 Teelöffel Sambal Oelek (7 kcal), alternativ Chilipulver (3 kcal)
Kreuzkümmel nach Geschmack (0 kcal)
Salz und Pfeffer (0 kcal)

**ZUBEREITUNG:**
Geben Sie alle Zutaten in einen Topf und lassen Sie alles so lange köcheln, bis das Gemüse weich ist.

**TIPP:**
Sie können für dieses Rezept entweder Rindfleisch oder Huhn verwenden, müssen wegen der unterschiedlichen Kalorien (pro 100 g) die Menge entsprechend anpassen.

# Fenchelsuppe
(36 kcal)

**ZUTATEN:**
1 mittlerer Fenchel, gewürfelt (ca. 100 g, 25 kcal)
100 ml fettfreie Gemüsebrühe, fettfrei (3 kcal)
1 Esslöffel Zwiebeln, fein gewürfelt (ca. 30 g, 8 kcal)
Salz und Pfeffer (0 kcal)

**ZUBEREITUNG:**
Fenchel im Topf rösten, bis er leicht glasig wird. Gemüsebrühe und Zwiebel dazugeben und 20 Minuten köcheln lassen. Suppe pürieren und mit Salz und Pfeffer abschmecken.

**TIPP:**
Zur Fenchelsuppe passen Garnelen (Proteinquelle!) sehr gut, die Sie in einer Pfanne fettfrei anbraten und mit der Suppe zusammen servieren können

## Marinaden und Soßen

# Tomatensuppe
(84 kcal)

ZUTATEN:
100 g frische Tomaten (17 kcal)
100 ml fettfreie Gemüsebrühe, fettfrei (3 kcal)
50 g Tomatenmark (40 kcal)
6 Blätter frisches Basilikum, gehackt (ca. 5 g, 3 kcal)
1 Knoblauchzehe, fein gehackt (2 kcal)
2 Esslöffel Zwiebeln, fein gehackt (ca. 60 g, 16 kcal)
1 Teelöffel getrockneter Oregano (ca. 1 g, 3 kcal)
1 Prise Majoran (0 kcal)
Salz und Pfeffer (0 kcal)

ZUBEREITUNG:
Alle Zutaten im Küchenmixer zerkleinern bis es eine musige Masse ist. In einem Topf zum Kochen bringen und 20 Minuten köcheln lassen. Wenn nötig etwas Wasser dazugeben.

TIPP:
Dazu passen Garnelen, Hühnerbrust- oder Putenbruststreife als Proteinquelle. Man kann sie kurz vor dem Servieren in die Suppe geben.

# Meerrettichsoße
(7 kcal)

ZUTATEN:
1 Teelöffel Meerrettichsoße (5 g, 3 kcal)
frischer Knoblauch oder Knoblauchpulver nach Geschmack (2 kcal)
etwas Paprikapulver (0 kcal)
2 Esslöffel fettfreie Gemüsebrühe (2 kcal)

ZUBEREITUNG:
Brühe in einen kleinen Topf geben und mit den restlichen Zutaten mit dem Schneebesen verrühren. Nur kurz erwärmen und als Marinade nutzen oder zu Rindfleisch servieren.

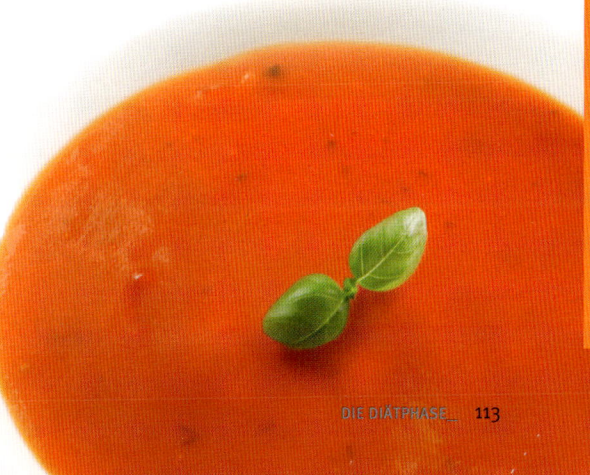

Einfach und lecker: Tomatensuppe

Marinaden und Soßen

# Orangen-Estragon-Marinade
(19 kcal)

**ZUTATEN:**

50 ml fettfreie Gemüsebrühe, fettfrei (1,5 kcal)
2 Esslöffel Apfelessig (4 kcal)
2 Esslöffel Orangensaft, frisch gepresst (5 kcal)
1 Knoblauchzehe, fein gewürfelt (2 kcal)
1 Esslöffel frischer Estragon (ca. 5 g, 3 kcal)
1 Teelöffel Zwiebelpulver (3 kcal)
Salz und Pfeffer (0 kcal)

**ZUBEREITUNG:**
Brühe, Essig und Orangensaft mit Knoblauchzehe, Estragon und Zwiebelpulver mischen und drei Minuten bei niedriger Hitze aufkochen.

**TIPP:**
Gut geeignet als Marinade für Huhn, Fisch oder Rind. Fleisch ca. 30 Minuten in der Marinade ziehen lassen und anschließend braten.

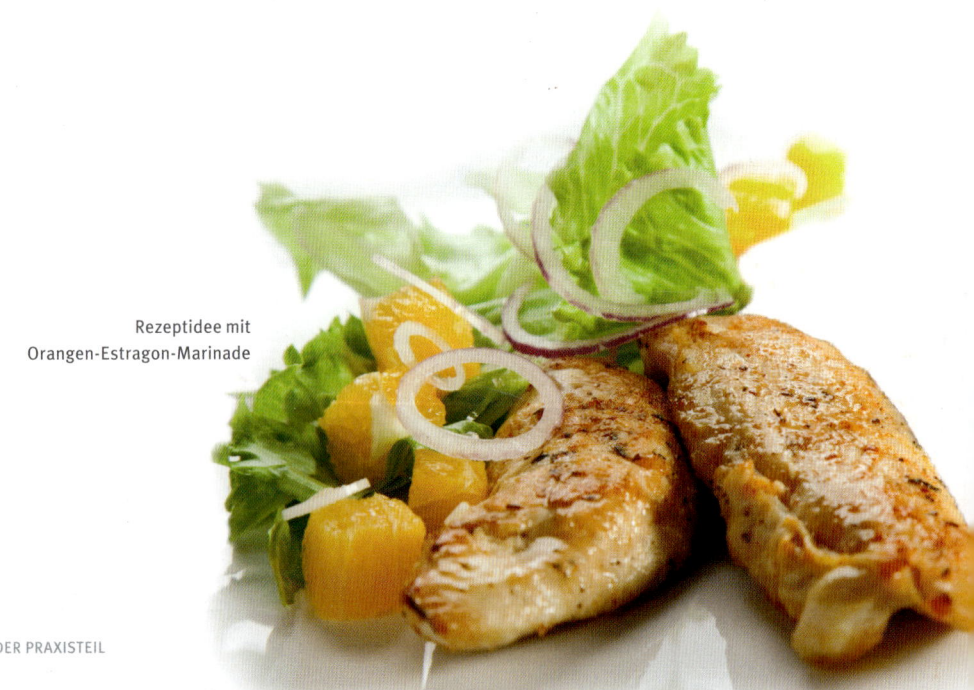

Rezeptidee mit Orangen-Estragon-Marinade

## Salat und Gemüse

# Spargelsalat mit Apfel
(107 kcal)

**ZUTATEN:**

200 g frischer weißer Spargel, in Stücke geschnitten (36 kcal)
1 Apfel, gewürfelt (52 kcal)
4 Esslöffel Zitronensaft (8 kcal)
1 Teelöffel Garam Masala oder Zimt (3 kcal)
1 Esslöffel Zwiebeln, fein gehackt (ca. 30 g, 8 kcal)
Salz und Pfeffer (0 kcal)

**ZUBEREITUNG:**

Spargelstücke für 10 Minuten in den Zitronensaft einlegen und anschließend bissfest kochen und abkühlen lassen. Apfelwürfel, die Zwiebel und das Gewürz miteinander mischen, mit Salz und Pfeffer und – wenn nötig – einer Prise Stevia abschmecken, die Spargelstücke vorsichtig untermischen und 10 Minuten im Kühlschrank ziehen lassen.

# Apfel-Kraut-Salat
(111 kcal)

**ZUTATEN:**

1 Apfel, in kleine Stücke geschnitten (ca. 100 g, 52 kcal)
200 g Weißkohl, in dünne Streifen geschnitten (50 kcal)
2 Teelöffel Zitronensaft (4 kcal)
1 Teelöffel Apfelessig (1 kcal)
1/2 Teelöffel Dijon-Senf (ca. 5 g, 4 kcal)
Salz, Pfeffer, Zimt, evtl. etwas Süßmittel (0 kcal)

**ZUBEREITUNG:**

Alle Zutaten bis auf Apfel und Zimt mischen und für mindestens 20 Minuten ziehen lassen. Danach den gewürfelten Apfel und etwas Zimt dazugeben und abschmecken.

## Salat und Gemüse

# Gurkensalat
(24 kcal)

**ZUTATEN:**

150 g Salatgurke, in feine Scheiben geschnitten (18 kcal)
2 Teelöffel Apfelessig (2 kcal)
1 Teelöffel Zitronensaft (1 kcal)
1 Teelöffel Zwiebeln, fein geschnittene (ca. 15 g, 4 kcal)
Cayenne-Pfeffer (0 kcal)
Süßmittel (0 kcal)

**ZUBEREITUNG:**

Alle Zutaten mischen und für mindestens 10 Minuten im Kühlschrank ziehen lassen, abschmecken und kalt essen.

# Rotkohlsalat
(54 kcal)

**ZUTATEN:**

200 g Rotkohl, in feine Streifen geschnitten (46 kcal)
2 Esslöffel Apfelessig (4 kcal)
2 Esslöffel Balsamico Essig (ohne Zucker) (4 kcal)
Salz und Pfeffer (0 kcal)
Süßmittel (0 kcal)

**ZUBEREITUNG:**

Rotkohlstreifen mit Süßmittel, Salz und Pfeffer mischen und eine halbe Stunde ziehen lassen. Danach die restlichen Zutaten hinzufügen und noch einmal abschmecken.

**TIPP:**

Passt gut als Beilage zu Fisch und Fleisch.

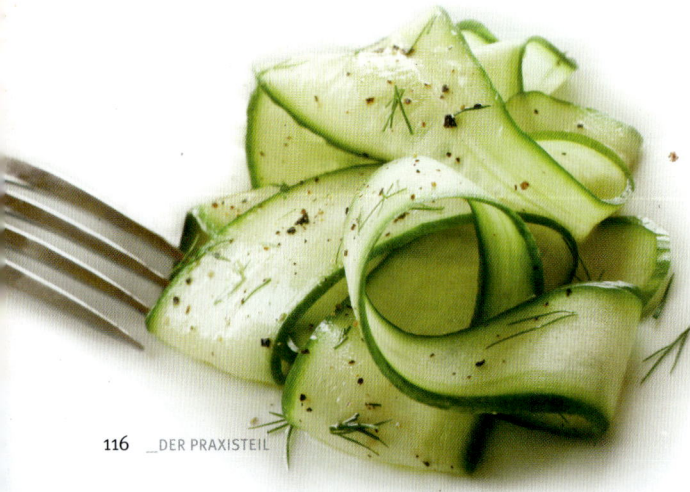

Das Auge genießt mit:
Richten Sie auch einfache Gerichte immer appetitlich an.

## Orangen-Fenchel-Salat
(54 kcal)

ZUTATEN:
50 g Orangenfruchtfleisch (24 kcal)
1 kleine Fenchelknolle, in Streifen geschnitten (ca. 100 g, 25 kcal)
2 Teelöffel Zitronensaft (2 kcal)
frische Minze oder frischer Koriander (ca. 5 g, 3 kcal)

ZUBEREITUNG:
Orangenfruchtfleisch in Stücke schneiden. Fenchel entweder roh oder leicht gedämpft verwenden. Alles in einer Schüssel mischen und kühl servieren.

## Fleisch

## Hamburger
(126 kcal)

ZUTATEN:
100 g fettarmes Rinderhack (Tatar) (113 kcal)
1 kleine Zwiebel, fein gehackt (ca. 30 g, 8 kcal)
1 Knoblauchzehe, fein gehackt (2 kcal)
Cayenne-Pfeffer (alternativ Curry) (0 kcal)
frischer Koriander (ca. 5 g, 3 kcal)
Salz und Pfeffer (0 kcal)

ZUBEREITUNG:
Mischen Sie die Zutaten und formen Sie daraus zwei bis drei Hamburger. In der Pfanne oder auf dem Grill fettfrei kurz durchbraten.

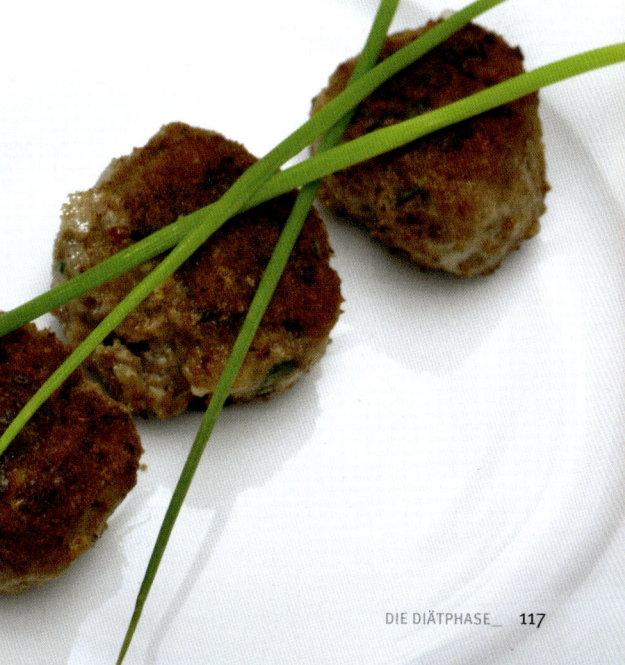

DIE DIÄTPHASE

# Fleisch

## Orientalischer Hühnersalat mit Apfel
(181 kcal)

**ZUTATEN:**

100 g Hühnerbrust, gekocht, gewürfelt (107 kcal)
1 Apfel, gewürfelt (52 kcal)
80 g Stangensellerie, gewürfelt (14 kcal)
3 Esslöffel Zitronensaft (6 kcal)
1/2 Teelöffel Zimt (2 kcal)
1 Prise geriebene Muskat (0 kcal)
1 Prise geriebenen Kardamom (0 kcal)
Salz und Pfeffer (0 kcal)
Süßmittel (0 kcal)

**ZUBEREITUNG:**

Alle Zutaten mischen, abschmecken und 20 Minuten ziehen lassen.

## Gefüllter Wirsing
(172 kcal)

**ZUTATEN:**

2 große Wirsingblätter (ca. 100 g, 26 kcal)
100 g fettarmes Rinderhack (wahlweise auch Putenhackfleisch) (113 kcal)
1 Stange Sellerie oder 1 großes Blatt Wirsing, fein gehackt (17 kcal)
1 Stück Ingwer, fein gehackt (ca. 10 g, 6 kcal)
1 kleine Zwiebel, fein gehackt (8 kcal)
1 Knoblauchzehe, fein gehackt (2 kcal)
Cayenne-Pfeffer (0 kcal)
Salz und Pfeffer (0 kcal)

**ZUBEREITUNG:**

Wasser für Wirsing in einem kleinen Topf erhitzen, Salz zugeben.

Zwiebel, Knoblauch, Ingwer und Sellerie in einer beschichteten Pfanne andünsten, Fleisch und Gewürze zugeben. Sie benötigen keine zusätzliche Flüssigkeit, da durch das Gemüse genügend Flüssigkeit freigesetzt wird. Würzen Sie je nach Geschmack mit Salz, Pfeffer und Cayenne-Pfeffer oder auch mit Chilipulver oder Sambal Oelek.

Wirsingblätter 2 Minuten in kochendem Salzwasser blanchieren. Hackfleischmischung in die Wirsingblätter füllen und servieren.

# Weißkrautpfanne
(226 kcal)

ZUTATEN:

100 g sehr mageres Rinderhackfleisch (Tatar) (113 kcal)
250 g Weißkohl, sehr fein geschnitten (63 kcal)
1 Knoblauchzehe, fein gehackt (2 kcal)
1 kleine Zwiebel, fein gehackt (ca. 30 g, 8 kcal)
1 Teelöffel Paprikapulver (3 kcal)
1 Esslöffel Tomatenmark (8 kcal)
150 ml Gemüsebrühe (29 kcal)

TIPP:

Als Alternative zum Weißkohl kann Chinakohl verwendet werden. Er hat eine sehr kurze Kochzeit, 10 Minuten reichen meist. Er ist also geeigneter, wenn es schnell gehen muss. Außerdem hat Chinakohl den Vorteil, dass man ihn auch roh als Salat essen kann.

ZUBEREITUNG:

Kohlstückchen in einen Topf mit wenig Gemüsebrühe geben und darin andünsten. Wenn die Brühe verschwunden ist, leicht anbräunen lassen, mit Pfeffer und Paprika würzen und dann nach und nach mit Gemüsebrühe angießen. Schließlich das Gemüse ca. 20 Minuten im Topf schmoren lassen.

Zwiebel in einer Pfanne glasig dünsten, Knoblauch und Hackfleisch dazugeben und braten. Tomatenmark dazugeben und einige Minuten durchbraten. Mit dem Kohl mischen und mit Salz und Pfeffer abschmecken.

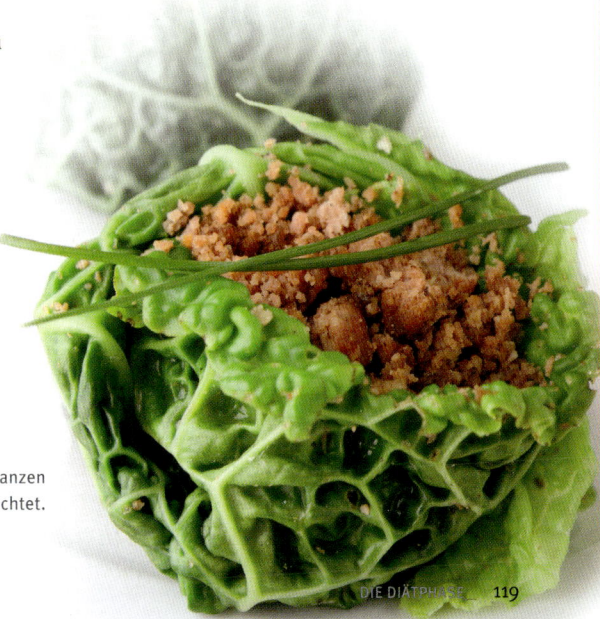

Dekorativ: Rinderhack in ganzen Wirsingblättern angerichtet.

# Fleisch

## Geschmorter Rotkohl mit Senfhühnchen

(2 Portionen, pro Portion 146 kcal)

**ZUTATEN:**

200 g geschnetzelte Hühnerbrust (214 kcal)
200 g Rotkohl, in Stücke geschnitten (46 kcal)
2 Esslöffel Apfelessig (4 kcal)
150 ml Gemüsebrühe, fettfrei (4 kcal)
2 Knoblauchzehen (4 kcal)
1 kleine Zwiebel, fein gehackt (ca. 30 g, 8 kcal)
3 Teelöffel Dijon-Senf (12 kcal)
Paprikapulver (0 kcal)
Salz und Pfeffer (0 kcal)
Süßmittel (0 kcal)

**ZUBEREITUNG:**

Gemüsebrühe, Zwiebel und Knoblauch zum Kochen bringen, Essig und Rotkohl dazugeben, salzen, pfeffern und zugedeckt weiterköcheln, bis fast alle Flüssigkeit aufgebraucht ist. Ab und zu umrühren.

In einem zweiten Topf etwas Brühe, Senf und Süßmittel zum Kochen bringen, das Fleisch dazugeben, mit Salz, Pfeffer und Paprikapulver würzen und kochen bis das Hühnchen durch und die Flüssigkeit aufgebraucht ist. Servieren Sie das Hühnchen auf dem Rotkohlgemüse.

**TIPP:**

Alternativ den Backofen vorheizen, alle Zutaten in eine Bratfolie geben, auf das kalte Backblech setzen und eine halbe Stunde im Backofen bei 180 Grad (Umluft 160) schmoren.

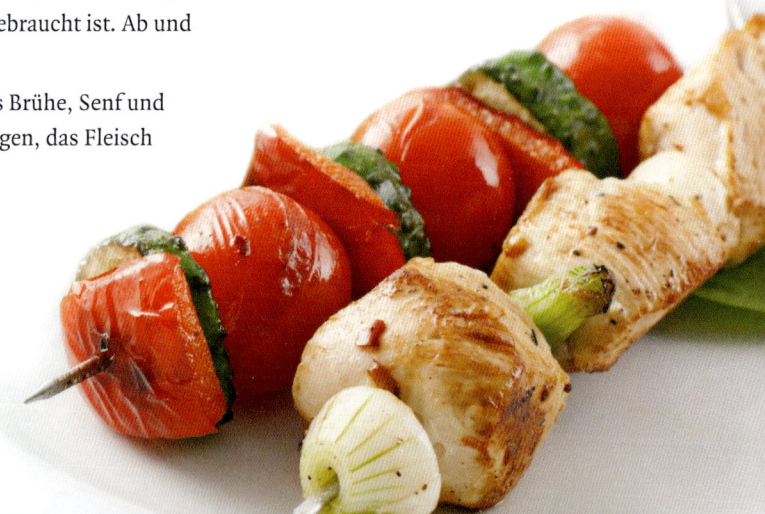

# Hühnchenspieße
(146 kcal)

**ZUTATEN:**

100 g Hühnerbrust (107 kcal)
1 große, rote Zwiebel (ca. 60 g, 16 kcal)
1 kleines Stück Fenchel (ca. 50 g, 13 kcal)
5 Cocktailtomaten (ca. 50 g, 9 kcal)
1 Spritzer Zitronensaft (1 kcal)
Salz und Zitronenpfeffer (0 kcal)
Spieße

**ZUBEREITUNG:**

Zwiebel, Fenchel und Hühnerbrust in gleich große Stücke von etwa zwei Zentimeter Kantenlänge schneiden. Fleischwürfel, Zwiebel- und Fenchelstücke mit den kleinen Cocktailtomaten abwechselnd auf Spieße stecken. Mit frischem Zitronensaft beträufeln, mit Salz und Zitronenpfeffer würzen, Spieße ca. 10 Minuten fettfrei grillen oder braten.

Variieren Sie die Hühnchenspieße mit Gemüse Ihrer Wahl.

# Salat-Wraps mit Huhn
(134 kcal)

**ZUTATEN:**

100 g Hühnerbrust, geschnetzelt (107 kcal)
1 Stück frischer Ingwer, gehackt (ca. 10 g, 6 kcal)
frischer Knoblauch, fein gehackt (2 kcal)
30 g Zwiebel, gehackt (8 kcal)
frische Kräuter, z.B. Koriander, Petersilie, klein geschnitten (ca. 5 g, 3 kcal)
100 ml Gemüsebrühe, fettfrei (3 kcal)
einige Salatblätter (5 kcal)

**ZUBEREITUNG:**

Bei mittlerer Hitze Ingwer, Knoblauch und Zwiebeln dünsten, das Fleisch und die Gemüsebrühe dazugeben und kochen, bis das Fleisch nicht mehr rosa ist. Alles fünf Minuten bei schwacher Hitze weiterkochen, bis die Flüssigkeit fast ganz verschwunden ist. Mit Salz, Pfeffer und Kräutern abschmecken, in Salatblätter einwickeln und servieren.

# Fleisch

## Szegediner Gulasch
(2 Portionen, pro Portion 172 kcal)

**ZUTATEN:**

200 g mageres Rindfleisch, geschnetzelt (260 kcal)
250 g Weißkohl (63 kcal)
1 große Zwiebel, fein gehackt (ca. 30 g, 8 kcal)
1 Knoblauchzehe, fein gehackt (2 kcal)
1 Teelöffel Tomatenmark (4 kcal)
1 Lorbeerblatt (0 kcal)
1 Teelöffel Paprikapulver (edelsüß) (3 kcal)
150 ml fettfreie Gemüsebrühe, fettfrei (4 kcal)
Salz und Pfeffer (0 kcal)

**ZUBEREITUNG:**

Fleisch in einem beschichteten Topf fettfrei anbraten. Zwiebel und Knoblauch dazugeben und glasig dünsten, alle weiteren Zutaten dazugeben und mit Gemüsebrühe auffüllen. Etwa 45 Minuten köcheln lassen, ggf. zwischendurch Wasser zugeben.

**TIPP:**

Wenn Sie das Gericht mit Chinakohl kochen, reduziert sich die Garzeit auf 20 Minuten und auch die Kalorienzahl sinkt etwas.

## Curry-Huhn
(126 kcal)

**ZUTATEN:**

100 g Hühnerbrust, gewürfelt (107 kcal)
50 ml Gemüsebrühe, fettfrei (1,5 kcal)
1 Teelöffel Curry-Pulver (3 kcal)
1 Prise Knoblauchpulver (0 kcal)
1 kleines Stück Ingwer, fein gewürfelt (ca. 10 g, 6 kcal)
1 kleine Zwiebel, fein gewürfelt (ca. 30 g, 8 kcal)
Cayenne-Pfeffer (0 kcal)
Salz und Pfeffer (0 kcal)
Süßmittel (0 kcal)

**ZUBEREITUNG:**

Huhn in einer Pfanne fettfrei anbraten und mit Curry-Pulver bestreuen. Fünf Minuten rösten lassen. Brühe, Knoblauchpulver, Zwiebel und Ingwer dazugeben und 20 Minuten köcheln lassen – für süßes Curry mit Süßmittel abschmecken.

# Putenbrust mit Spargel-Friséesalat
(135 kcal)

ZUTATEN:

100 g Putenbrust (107 kcal)
100 g weißer Spargel, geschält, in Stücke geschnitten (18 kcal)
1/2 rote Zwiebel, klein gewürfelt (ca. 15 g, 4 kcal)
1/2 Esslöffel Apfelessig (1 kcal)
Salz und Pfeffer (0 kcal)
Süßmittel (0 kcal)
ein paar Blätter Friséesalat (5 kcal)

ZUBEREITUNG:

Spargel schälen, Endstücke abschneiden und in mundgerechte Stücke teilen. Spargelstücke in Salzwasser dünsten. Er sollte noch bissfest sein.

Putenbrust in einer beschichteten Pfanne fettfrei anbraten, auf jeder Seite etwa vier bis fünf Minuten, bis sie knusprig braun sind. Zwiebel kurz in der Fleischpfanne mitdünsten, bis sie glasig ist, mit Salz und Pfeffer abschmecken.

Spargel mit Essig mischen und mit Salz, Pfeffer und etwas Süßmittel abschmecken. Friséesalat in kleine Stücke zupfen und alles zusammen mit dem Putenfleisch auf einem Teller anrichten.

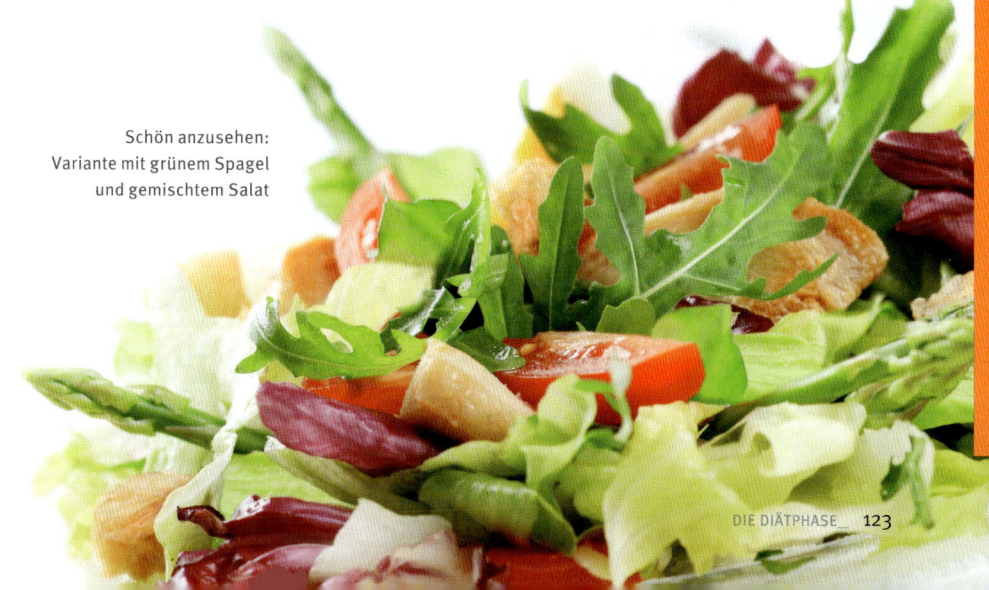

Schön anzusehen:
Variante mit grünem Spagel und gemischtem Salat

## Fleisch

## Rinderfilet oder Roastbeef mit Spinat
(159 kcal)

**ZUTATEN:**
100 g Rinderfilet oder mageres fertiges Roastbeef ohne Fettrand (130 kcal)
100 g frischer Spinat (18 kcal) *oder* Blattspinat TK (35 kcal)
etwas Gemüsebrühe, fettfrei (4 kcal)
1–2 Knoblauchzehen, fein gehackt (4 kcal)
½ kleine Zwiebel, fein gehackt (ca. 15 g, 4 kcal)
Salz und Pfeffer (0 kcal)

**ZUBEREITUNG:**
Salzwasser für Spinat in einem kleinen Topf erhitzen. Rinderfilet für einige Minuten scharf von beiden Seiten fettfrei braten. In der Zwischenzeit Spinatblätter kurz in sprudelndem Salzwasser blanchieren.

Fleisch aus der Pfanne nehmen und zugedeckt etwas ruhen lassen. Bratensatz in der Pfanne mit ein wenig Gemüsebrühe ablöschen. Knoblauch und Zwiebel dazugeben. Spinat anschließend kurz in der Pfanne schwenken. Servieren Sie das Fleisch auf dem Spinatbett. Mit Salz und Pfeffer abschmecken.

**TIPP:**
Alternativ können Sie bei diesem Rezept auch Mangold statt Spinat verwenden.

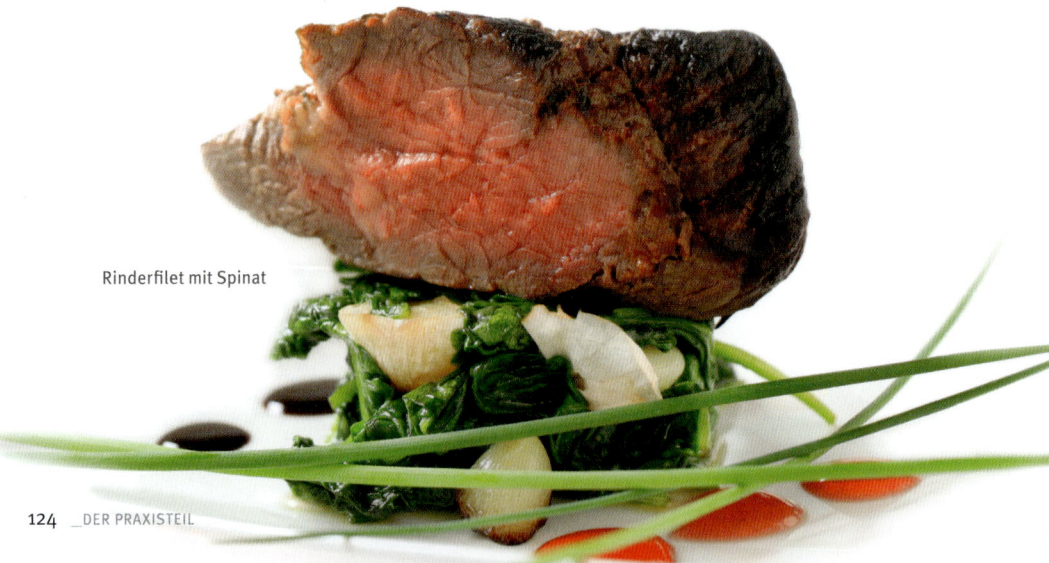

Rinderfilet mit Spinat

# Chili con Carne

(148 kcal)

**ZUTATEN:**

100 g mageres Rindfleisch, in Würfel geschnitten (121 kcal)
100 g Tomaten, gewürfelt (17 kcal)
1 kleine Zwiebel, fein gewürfelt (ca. 30 g, 8 kcal)
1 Knoblauchzehe, fein gewürfelt (2 kcal)
1 Messerspitze Chili-Pulver (0 kcal)
1 Prise getrockneter Oregano (0 kcal)
Cayenne-Pfeffer (0 kcal)
Salz und Pfeffer (0 kcal)

**ZUBEREITUNG:**

Rindfleischwürfel in einer Teflonpfanne fettfrei anbraten. Zwiebel und Knoblauch dazugeben und dünsten, bis sie glasig sind. Dann die Tomaten und die Gewürze dazugeben und wenn nötig etwas Wasser nachgießen, köcheln lassen bis die Flüssigkeit fast verdampft ist. Mit Salz, Pfeffer und Cayenne-Pfeffer abschmecken.

# Steak mit Pfefferkruste

(148 kcal)

**ZUTATEN:**

100 g fettarmes Rindersteak (130 kcal)
1 Spritzer Sojasoße (0 kcal)
Salz und schwarzer Pfeffer (am besten aus der Pfeffermühle) (0 kcal)

**ZUBEREITUNG:**

Steak mit schwarzem Pfeffer und Salz würzen, grillen oder fettfrei in der Teflonpfanne braten, mit einem Spritzer Sojasoße ablöschen.

## Fisch und Meeresfrüchte

# Fischauflauf mit Safran und Gurken
(121 kcal)

**ZUTATEN:**

1 mittlere Salatgurke (ca. 150 g, 18 kcal)
100 g weißes Fischfilet (95 kcal)
etwas Paprikapulver (0 kcal)
etwas Safranfäden oder -pulver (0 kcal)
1 Spritzer Zitronensaft (2 kcal)
100 ml Gemüsebrühe, fettfrei (3 kcal)
etwas Süßmittel (0 kcal)
Salz und Pfeffer oder Zitronenpfeffer (0 kcal)
frischer Dill (nur wenn gewünscht) (ca. 5 g, 3 kcal)

**ZUBEREITUNG:**

Den Backofen auf 180 Grad (Umluft 160) vorheizen.

Gurken ›streifig‹ schälen, das heißt, abwechselnd einen Streifen Gurke abschälen, daneben einen Streifen ungeschält lassen. Gestreifte Gurke der Länge nach halbieren. Das Innere mit einem Teelöffel ausstechen. Gurkenhälften in 2–3 mm dicke Scheiben schneiden und in kochendem Salzwasser ca. 2 Minuten blanchieren, abgießen, sofort kalt abschrecken und in einem Sieb abtropfen lassen. Mit Salz und Süßmittel würzen. Die Gurken-Scheibchen in einer Auflaufform verteilen, etwas Gemüsebrühe darübergießen, das Fischfilet darauflegen. Mit Safranfäden, Salz und Zitronenpfeffer bestreuen und im Backofen auf mittlerer Schiene ca. 15 Min. erhitzen. Zum Servieren evtl. mit gezupftem Dill bestreuen.

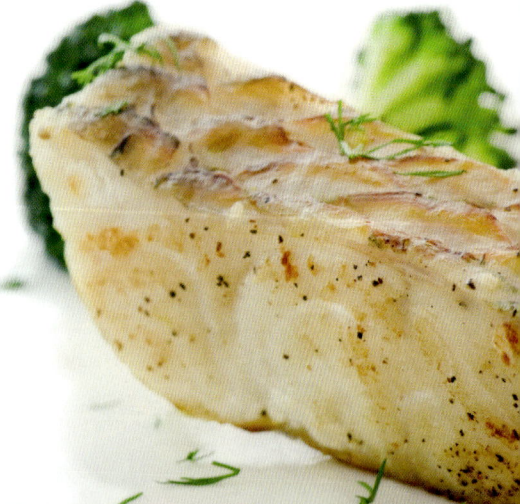

# Weißer Fisch mit Dill-Soße

(151 kcal)

ZUTATEN:

100 g weißen Fisch (ca. 95 kcal)
4 Esslöffel Zitronensaft (40 kcal)
50 ml Gemüsebrühe, fettfrei (1,5 kcal)
1 Teelöffel Apfelessig (1 kcal)
1 Teelöffel frischer Dill (ca. 5 g, 3 kcal)
1 Knoblauchzehe, fein gehackt (2 kcal)
1 kleine Zwiebel, fein gehackt (ca. 30 g, 8 kcal)
Salz und Pfeffer (0 kcal)

ZUBEREITUNG:

Fisch in einer Pfanne fettfrei mit Zitronensaft, Brühe und Essig dünsten. Knoblauch, Zwiebel und frischen Dill hinzufügen. Nach fünf bis zehn Minuten Kochzeit mit Salz und Pfeffer abschmecken.

# Ingwer-Garnelen

(117 kcal)

ZUTATEN:

100 g Garnelen, gekocht (102 kcal)
50 ml Gemüsebrühe, fettfrei (5 kcal)
2 Esslöffel Zitronensaft (4 kcal)
1 kleines Stück frischen Ingwer, klein gewürfelt (ca. 15 g, 9 kcal)
1 Prise Chili-Pulver (0 kcal)
1 Prise Knoblauch-Pulver (0 kcal)
1 Prise Zwiebel-Pulver (0 kcal)
Salz und Pfeffer (0 kcal)

ZUBEREITUNG:

Mischen Sie die Brühe mit dem Ingwer, dem Zitronensaft und den Gewürzen.

Braten Sie die Garnelen in einer kleinen Pfanne und übergießen Sie sie mit der Soße. Kurz aufkochen lassen.

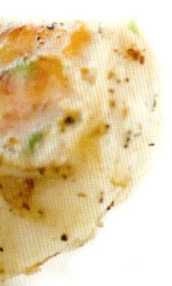

Weißer Fisch mit Dill-Sauce lässt sich mit Salat oder Gemüse ganz nach Geschmack variieren.

# Fisch und Meeresfrüchte

## Krabben-Cocktail
(155 kcal)

**ZUTATEN:**
100 g Krabben oder Garnelen (100 kcal)
1 großes Blatt Eisbergsalat (1 kcal)

**ZUTATEN FÜR DIE COCKTAILSOSSE:**
60 g Tomatenmark (48 kcal)
2 Esslöffel Zitronensaft (4 kcal)
1 Esslöffel Apfelessig (2 kcal)
1 Spritzer Tabasco (0 kcal)
1 Messerspitze Dijon-Senf (0 kcal)
Salz und Pfeffer (0 kcal)
Süßmittel (0 kcal)

**ZUBEREITUNG:**
Alle Zutaten für die Cocktailsoße vermischen, evtl. etwas Wasser hinzufügen, um eine cremige Konsistenz zu bekommen. 30 Minuten ziehen lassen und mit Salz, Pfeffer und Süßmittel abschmecken.

Krabben oder Garnelen kochen, bis sie rosa und durch sind, abkühlen lassen, dann die Soße über die Krabben geben und auf einem großen Blatt Eisbergsalat servieren.

## Gebratene Garnelen mit Meerrettich
(111 kcal)

**ZUTATEN:**
100 g Garnelen (102 kcal)
1/4 Teelöffel Meerrettichsoße (Wasabi) (1 kcal)
1 Spritzer Zitronensaft (0 kcal)
1 Teelöffel kleingewürfelte Zwiebel (ca. 10 g, 3 kcal)
etwas frischen Ingwer (ca. 5 g, 3 kcal)
Süßmittel (0 kcal)

**ZUBEREITUNG:**
Wasabi mit Zitronensaft vermischen und eine Minute ruhen lassen. Die Garnelen mit Zwiebeln und dem Wasabi-Gemisch einige Minuten anbraten. Kann heiß oder kalt zu einem Salat gegessen werden.

# Hummersalat
(117 Kcal)

**ZUTATEN:**

100 g Hummerschwanz, in kleine Stücke geschnitten (88 kcal)
2 Stangen Sellerie, klein gewürfelt (ca. 100 g, 17 kcal)
1 Teelöffel Zitronensaft (1 kcal)
1 Teelöffel Apfelessig (1 kcal)
1 Frühlingszwiebel, fein geschnitten (ca. 30 g, 9 kcal)
1 Prise Estragon (0 kcal)
Salz, Pfeffer, Süßmittel (0 kcal)
1 großes Blatt Eisbergsalat (1 kcal)

**ZUBEREITUNG:**

Die Hummerstücke in etwas Wasser kochen, abkühlen lassen und mit all den anderen Zutaten mischen und in einem großen Salatblatt servieren.

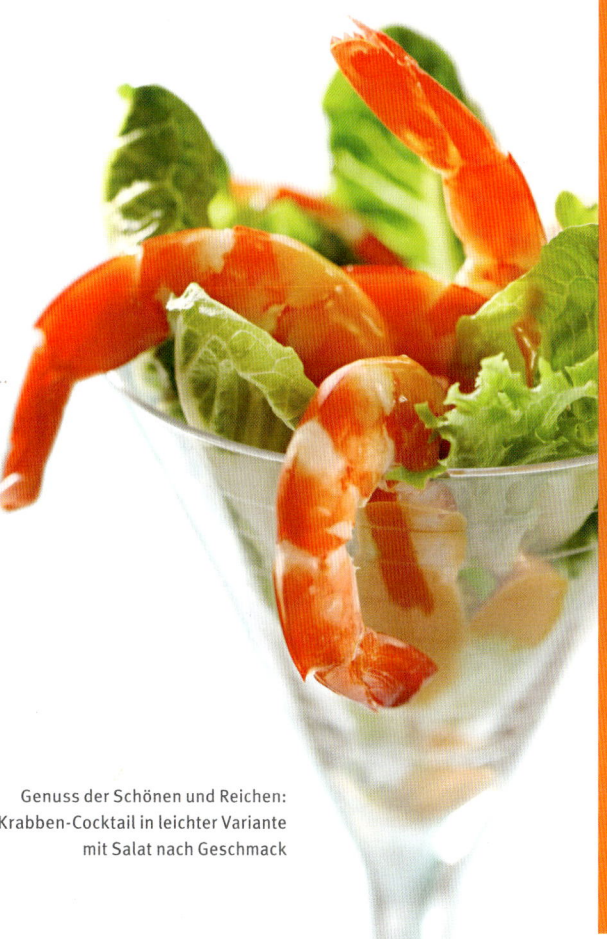

Genuss der Schönen und Reichen:
Krabben-Cocktail in leichter Variante
mit Salat nach Geschmack

## Fisch und Meeresfrüchte

## Sashimi mit Sojasauce und Wasabi

(197 kcal)

**ZUTATEN:**

120 g sehr frischer, roher Thunfisch (126 kcal)
3 El Sojasauce (33 kcal)
je nach Schärfe etwas Wasabipaste (5 g, 7 kcal)
50 g frische Sojasprossen (25 kcal)
oder
50 g frische halbe Gurke in längliche Stifte geschnitten (6 kcal)

**ZUBEREITUNG:**

Thunfisch in Scheiben schneiden und auf einem Teller mit den Sojasprossen oder den geschnittenen Gurken anrichten.

Für die Sauce Wasabi mit Soja mischen und in ein kleines Schälchen zum Dippen geben.

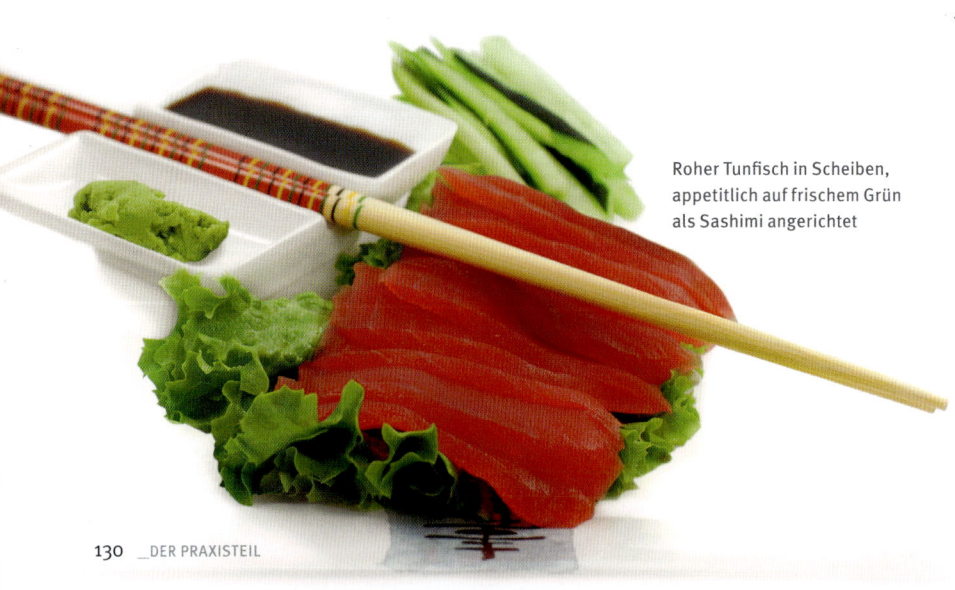

Roher Tunfisch in Scheiben, appetitlich auf frischem Grün als Sashimi angerichtet

## Pasta aus Zucchinispaghetti

Wenn Sie gerne Pasta essen, gibt es eine fast kohlenhydratfreie und gesunde Variante, die Sie sogar während der Diätphase essen können. Sie werden feststellen, dass Sie sich, ganz anders als mit herkömmlicher Pasta, nach dem Essen fit und energiegeladen fühlen.

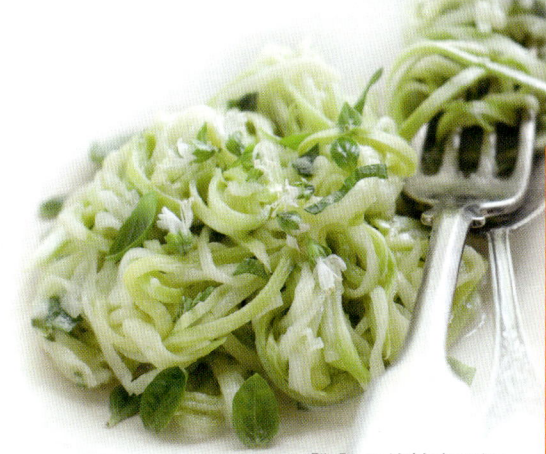

Für Pasta-Liebhaber eine Diät-geeignete Alternative: Zucchinispaghetti

## Zucchinispaghetti mit Tomatensauce

(ca. 171 kcal)

**ZUTATEN FÜR 2 PERSONEN:**

1–2 Zucchini je nach Größe und Appetit (ca. 50 kcal)
Gemüsebrühe, fettfrei (zum Blanchieren)
1 Knoblauchzehe (2 kcal)
1 Zwiebel (16 kcal)
2 Tomaten (28 kcal)
50 g getrocknete Tomaten ohne Öl (32 kcal)
Eventl. 1/2 rote Paprika (19 kcal)
frisches Basilikum (3 kcal)
eventuell Oregano (3 kcal)
Salz und Pfeffer (0 kcal)
Soja (11 kcal), eventuell Sambal Oelek (7 kcal)

**ZUBEREITUNG:**

Zucchini waschen, schälen und in Streifen schneiden. Besonders einfach geht es mit einem Spiralschneider. Ansonsten können Sie die Zucchini auch mit einem Gemüse- oder Julienneschäler in lange Streifen schneiden. Das Ergebnis sieht dann aus wie Bandnudeln. Man kann die Zucchininudeln roh oder auch kurz blanchiert (3 Minuten in kochendheißem Wasser oder Gemüsebrühe) essen.

In einer beschichteten Pfanne kleingeschnittene Zwiebeln andünsten, durchgepressten Knoblauch dazugeben und mit etwas Wasser und evtl. einem kleinen Schuß Sojasauce andünsten. Getrocknete Tomaten in feine Streifen schneiden und dazugeben. Kleingeschnittene Paprika, Tomaten und Gewürze hinzufügen und ein paar Minuten dünsten. Sauce auf Zucchinispaghetti anrichten und mit frischem Basilikum bestreuen.

**TIPP:**

Für weitere Saucen können Sie Ihrer Phantasie freien Lauf lassen. Geeignet ist auch die Barbecue-Soße von Seite 91.
In der Stabilisierungsphase können Sie Olivenöl zum Anbraten und auch Abrunden verwenden.

# Die Stabilisierungsphase – 21 Tage zur Sicherung Ihres Erfolgs

Das Ziel der nächsten drei Wochen ist, Ihr erreichtes Gewicht zu halten und Ihren Alltag wieder zu normalisieren, ohne dass es zu Gewichtszunahmen kommen soll.

Sie nehmen jetzt keine hCG-Tropfen mehr ein und erhöhen langsam wieder die pro Tag aufgenommene Kalorienanzahl. Hinweis: hCG-Tropfen ohne Niedrigkaloriendiät machen dick. Deshalb unbedingt vor Diätende absetzen!

Es ist empfehlenswert, auch weiterhin eine Nahrungsergänzung einzunehmen. Einfach geht das mit einem pflanzlichen Proteinshake, der mit sekundären Pflanzenstoffen bereits die meisten Vitalstoffe abdeckt.

Am Anfang der Stabilisierungsphase wird Ihr Körper nicht mehr gewohnt sein, viel Essen zu verarbeiten. Steigern Sie daher zuerst langsam auf rund 800 Kilokalorien, dann auf 900 und schließlich auf 1.000. Versuchen Sie fünf bis sechs kleine Mahlzeiten am Tag zu essen, statt drei üppige. Steigern Sie langsam Tag für Tag die Kalorienanzahl und spüren Sie, welcher Essensrhythmus der Richtige für Sie ist. Sie sollten jetzt erst nach und nach wieder Lebensmittel zu sich zu nehmen, die Sie in der Diätphase vermieden haben. Nach der Diät ist es wichtig, gesunde Lebensmittel und in ausreichender Menge zu essen, da sonst der Stoffwechsel auf Sparflamme läuft. Schauen Sie, ob Sie vielleicht das eine oder andere Rezept der Diätphase mit solchen Zutaten erweitern können. Meiden Sie jedoch weiterhin **Zucker** (inkl. Honig, Fruchtzucker, Sirup, etc.) und **kohlenhydratreiche Lebensmittel** wie Weißbrot, Brötchen, Nudeln, Reis, Mais und Kartoffeln sowie alle Süßigkeiten.

In Ihren Kaffee oder Tee können Sie jetzt auch wieder etwas Milch oder Sahne, geben, wenn Sie es noch wollen. Milchprodukte sollten in Maßen genossen werden. Sahne oder Kefir sind gesünder als Milch. Verwenden Sie ab jetzt wieder hochwertige Öle wie kaltgepresstes Olivenöl.

Die Mengenbeschränkungen für Fleisch und Fisch sind aufgehoben. Auch hier gilt: Bleiben Sie bei fettarmen Sorten und bereiten Sie diese zu Beginn der Stabilisierungsphase mit wenig Fett zu. Achten Sie aber immer darauf, ausreichend Proteine zu sich zu nehmen, in welcher Form auch immer, um nicht Wasser einzulagern und ihr Gewicht zu erhöhen. Kreieren Sie gesunde Mahlzeiten, die genügend Eiweiß enthalten – z.B. über die Zufuhr von Linsen und Bohnen –,

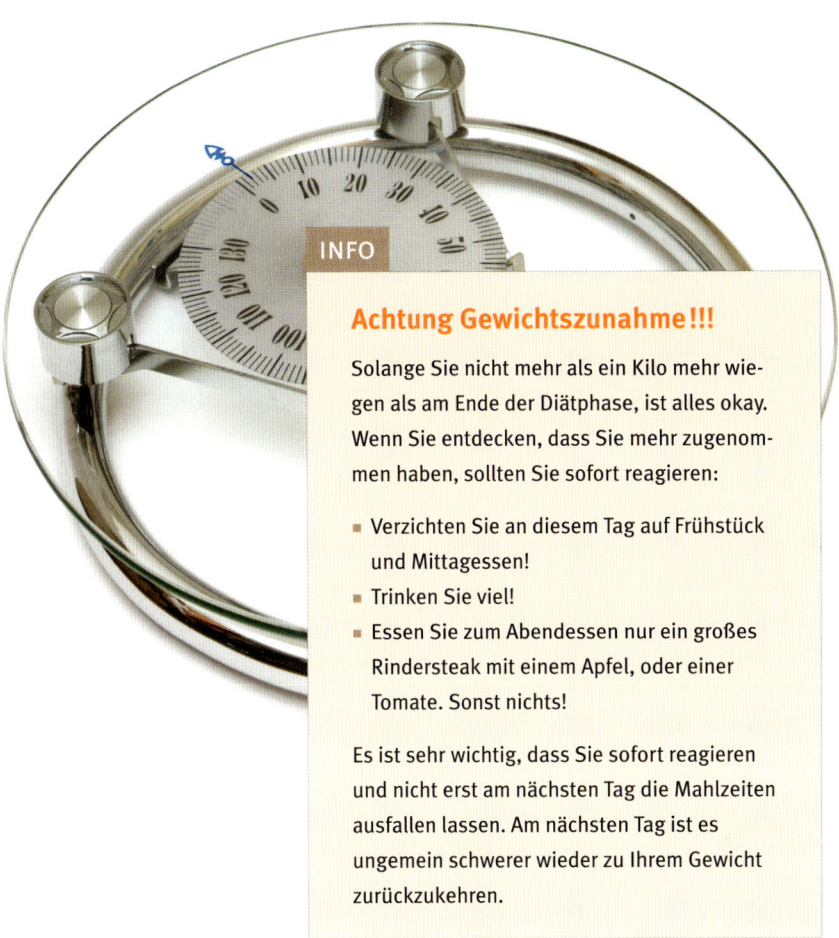

### INFO

### Achtung Gewichtszunahme!!!

Solange Sie nicht mehr als ein Kilo mehr wiegen als am Ende der Diätphase, ist alles okay. Wenn Sie entdecken, dass Sie mehr zugenommen haben, sollten Sie sofort reagieren:

- Verzichten Sie an diesem Tag auf Frühstück und Mittagessen!
- Trinken Sie viel!
- Essen Sie zum Abendessen nur ein großes Rindersteak mit einem Apfel, oder einer Tomate. Sonst nichts!

Es ist sehr wichtig, dass Sie sofort reagieren und nicht erst am nächsten Tag die Mahlzeiten ausfallen lassen. Am nächsten Tag ist es ungemein schwerer wieder zu Ihrem Gewicht zurückzukehren.

ohne immer gleich Fleisch essen zu müssen. Ein- bis zweimal die Woche Fisch ist empfehlenswert. Morgens können Sie jetzt ein bis zwei Scheiben Vollkornbrot oder gesprosstes Brot zum Frühstück essen und z.B. mit magerem gekochten Schinken oder Geflügelwurst belegen. Oder machen Sie sich einen warmen Haferflockenbrei mit Früchten. Geben Sie die Haferflocken einfach mit einem kleinen Schuss Sahne und etwas Wasser in einen kleinen Topf und lassen sie die Mischung einmal aufkochen - fertig. Zum Süßen können Sie eventuell ein wenig Honig, Erythritol oder Stevia verwenden und das ganze mit Zimt bestreuen. Ein paar Tropfen Weizenkeimöl oder Leinöl runden das Ganze ab. Hafer enthält Betaglukan und gehört zu den gesündesten Nahrungsmitteln, die man essen kann. Die Flocken binden Flüssigkeiten und enthalten jede Menge

Ballaststoffe. Der glykämische Index bleibt dabei konstant niedrig.

Beobachten Sie in dieser Zeit sehr genau, ob Sie Ihr Gewicht halten. Dazu wiegen Sie sich weiterhin jeden Morgen. Normalerweise werden Sie gar nicht in die Situation kommen, dass Ihr Gewicht steigt. Selbst ein ausgiebiges Abendessen am Vortag lässt das Gewicht meist nicht nach oben schnellen.

Und noch etwas: Es ist absolut nicht sinnvoll, in der Stabilisierungsphase weiter abzunehmen. Denken Sie daran, das Ziel dieser Phase ist, Ihren Stoffwechsel zu stabilisieren und nicht dünner zu werden. Sollten Sie noch nicht Ihr Idealgewicht erreicht haben, können Sie nach einer Pause von sechs Wochen wiederum mit einem hCG-Abnehmprogramm beginnen.

## Das Ende der Diät: Juchhu statt Jo-Jo!

Nach der dreiwöchigen Stabilisierungsphase können Sie sich beglückwünschen: Sie haben Ihr Gewicht erreicht oder sind Ihrem Ziel viel näher gekommen. Ihr Hypothalamus und Ihr Stoffwechsel sind neu programmiert und der gefürchtete Jo-Jo-Effekt blieb aus. Wenn Sie allerdings bald in Ihre alten, ungesunden Ess- und Lebensgewohnheiten zurückfallen, mit einer zu hohen Kalorienaufnahme, werden Sie Ihren Hypothalamus wieder ›umpolen‹ und erneut Gewicht zulegen.

Wenn Sie sich stattdessen jedoch an ein paar einfache Grundregeln halten, werden Sie ab jetzt ein gesundes, normales Leben ohne Gewichtsprobleme führen können:

**1.** Essen Sie nur die benötigte Kalorienmenge pro Tag, die Ihrem Alter und Ihrer körperlichen Aktivität entspricht. Tabellen hierzu finden Sie im Internet. Eines ist ganz klar: Essen Sie dauerhaft mehr Kalorien als Sie verbrauchen, nehmen Sie unweigerlich wieder zu.

**2.** Essen Sie eine abwechslungsreiche und ausgewogene Kost mit viel Gemüse, magerem Fleisch, gesunden Fetten und komplexen Kohlenhydraten.

**3.** Ohne Wasser läuft im Organismus nichts. Trinken Sie weiterhin mindestens 1,5 bis zwei Liter stilles Mineralwasser, Quellwasser oder Tee am Tag.

**4.** Finger weg von Fast Food, fetten Speisen, Süßigkeiten und sonstigen Dickmachern!

**5.** Meiden Sie Lebensmittel mit Zucker und Weißmehl, die den Blutzuckerspiegel stark und schnell steigen lassen. Süßen Sie anstelle von Zucker mit Erythritol, Stevia, Xylitol und Agavendicksaft. Xylitol und Agavendicksaft sind allerdings erst nach der Diätphase erlaubt.

Stevia hat neben seiner Süße einen lakritzartigen Eigengeschmack, den nicht jeder mag. Mit den beiden anderen Süßmitteln ist das nicht so. Xylitol ist eine Alternative zu Zucker: Es wird aus Maispflanzenfasern gewonnen, hat 40 %

weniger Kalorien, schmeckt wie Zucker, pflegt darüber hinaus die Zähne und verringert Karies.

Erythritol ist ein kalorienfreier Zuckeraustauschstoff, fermentiert aus pflanzlichen Zuckern von Trauben, Birnen oder Melonen. Der Blutzuckerspiegel wird durch den Genuss nicht erhöht, deswegen ist er auch für Diabetiker sehr gut geeignet. Erythritol ist ein sogenannter Zuckeralkohol und gilt als Kohlenhydrat, wird aber im Körper nicht in Energie umgewandelt, ist also ideal für die Zeit während und nach der Diät. Die Verträglichkeit ist im Gegensatz zu anderen Zuckeraustauschstoffen hoch. Menschen mit Reizdarm sollen Erythritol jedoch nicht nutzen.

**6.** Meiden Sie gehärtete Fette, die oft in Margarine, Fertigprodukten und Süßigkeiten enthalten sind.

**7.** Bewegung hat nicht nur einen positiven Effekt auf das Immunsystem, sondern auch auf das hormonelle Gleichgewicht. Sie hilft, den Blutzuckerspiegel zu senken und stärkt das Selbstbewusstsein. Wählen Sie dazu eine Sportart, die Ihnen dauerhaft Spaß macht.

**8.** Eine Ergänzung mit natürlichen und qualitativ hochwertigen Nahrungsergänzungen kann auch für Ihre Gesundheit nach der hCG-Diät ein wichtiger Bestandteil sein. Sorgen Sie für eine ausreichende Grundversorgung mit den wichtigsten Vitaminen und Mineralien. Sie sollte auch Zink, Selen, Folsäure und ein kraftvolles Antioxidans wie z.B. OPC beinhalten. Informieren Sie sich im Netz und auf den Webseiten im Anhang.

**9.** Wiegen Sie sich weiter täglich. Dadurch merken Sie sofort, wenn etwas aus dem Ruder läuft und können gegensteuern, zum Beispiel mit einem Apfeltag. Auch wenn das Gewicht an einem Tag mal ein paar Gramm wieder ansteigt, ist das kein Grund zur Beunruhigung. Der Körper ist so vielen Einflüssen ausgesetzt und das Leben verläuft nun mal nicht linear. Bleiben Sie weiter dran, halten Sie sich an eine gesunde und für Ihre Lebenssituation passende Ernährung und Sie werden sehen, dass Sie trotz kleiner Gewichtsschwankungen dauerhaft schlank bleiben werden.

Sollten Sie nach drei oder sechs Wochen mit dem hCG-Abnehmprogramm Ihr Idealgewicht vielleicht noch nicht erreicht haben, so haben Sie doch auf jeden Fall einen großen Schritt in die richtige Richtung getan. Herzlichen Glückwunsch zu Ihrem Erfolg, Sie können stolz auf sich sein!

Da Sie jetzt am eigenen Körper erfahren haben, wie leicht Ihnen das Abnehmen und auch das Gewichthalten mit hCG-Tropfen fällt, können Sie das Programm wiederholen und dann vielleicht in einer weiteren Anwendung Ihr Traumgewicht erreichen.

Ich wünsche Ihnen in Zukunft viel Freude und Gesundheit mit Ihrem neuen Gewicht!

Ihre Anne Hild

# Anhang

Hier finden Sie hilfreiche Tabellen, die Sie bei Ihrer hCG-Diät unterstützen. So können Sie Ihre täglichen und wöchentlichen Abnehmerfolge dokumentieren. Tipp: Machen Sie Fotokopien dieser Seiten und legen sich die Blätter in die Nähe Ihrer Körperwaage.

## Erfolgskontrolle Körpermaße

| in cm | Datum | Taille | Hüfte | Brust | Oberschenkel | Oberarm |
|---|---|---|---|---|---|---|
| Anfangsmessung | | | | | | |
| 1. Woche | | | | | | |
| 2. Woche | | | | | | |
| 3. Woche | | | | | | |
| | | | | | | |
| | | | | | | |
| | | | | | | |
| | | | | | | |
| | | | | | | |

Verwenden Sie ein Maßband und legen Sie es ohne einzuschnüren dicht um den Körper an.

| | |
|---|---|
| Taille: | Entspannt stehend den Taillen-Umfang in Höhe des Bauchnabels messen |
| Hüfte: | Messen Sie waagerecht an der stärksten Stelle über der Hüfte/Gesäß |
| Brust: | Waagerecht und locker anliegend an der stärksten Stelle messen |
| Oberschenkel: | Messen Sie an der stärksten Stelle eines Oberschenkels |
| Oberarm: | Messen Sie an der stärksten Stelle eines Oberarms |

# Erfolgskontrolle Gewicht

| | | Gewicht in kg | Veränderung | | | Gewicht in kg |
|---|---|---|---|---|---|---|
| Beispiel 1 | | 75,0 | xxx | | | |
| Beispiel 2 | | 74,5 | -0,5 | | | |
| Vorbereitung | Tag 1 | | | | | |
| | Tag 2 | | | | | |
| Diät-Phase | Tag 1 | | | Nachbereitung | Tag 1 | |
| | Tag 2 | | | | Tag 2 | |
| | Tag 3 | | | | Tag 3 | |
| | Tag 4 | | | | Tag 4 | |
| | Tag 5 | | | | Tag 5 | |
| | Tag 6 | | | | Tag 6 | |
| | Tag 7 | | | | Tag 7 | |
| | Tag 8 | | | | Tag 8 | |
| | Tag 9 | | | | Tag 9 | |
| | Tag 10 | | | | Tag 10 | |
| | Tag 11 | | | | Tag 11 | |
| | Tag 12 | | | | Tag 12 | |
| | Tag 13 | | | | Tag 13 | |
| | Tag 14 | | | | Tag 14 | |
| | Tag 15 | | | | Tag 15 | |
| | Tag 16 | | | | Tag 16 | |
| | Tag 17 | | | | Tag 17 | |
| | Tag 18 | | | | Tag 18 | |
| | Tag 19 | | | | Tag 19 | |
| | Tag 20 | | | | Tag 20 | |
| | Tag 21 | | | | Tag 21 | |

# Kalorientabelle

Die Kalorientabelle dient Ihnen dazu, den notwendigen Überblick über die erlaubten 500 Kalorien pro Tag zu halten.

### PROTEINE *(100 g, roh, von Fett befreit)*

#### Rindfleisch

| | |
|---|---|
| Brust | 262 |
| Filet | 121 |
| Steak (mager) | 130 |
| Tatar | 113 |

#### Kalbfleisch

| | |
|---|---|
| Brust | 131 |
| Filet | 111 |
| Schnitzel | 112 |

#### Geflügel

| | |
|---|---|
| Hähnchenfleisch | 164 |
| Putenbrust (-schnitzel) | 107 |

#### Fisch

| | |
|---|---|
| Hecht | 93 |
| Heilbutt | 112 |
| Kabeljau | 90 |
| Thunfisch (frisch), | 103 |
| Thunfisch in Lake (Dose) | 121 |

#### Meeresfrüchte

| | |
|---|---|
| Garnelen | 102 |
| Hummer | 88 |
| Krabben | 91 |
| Tintenfischringe (Calamares) | 95 |

### Ei

| | |
|---|---|
| Eiweiß | 19 |
| Eigelb | 77 |

### Milchprodukte

| | |
|---|---|
| Fettarmer Joghurt, 100 g | 57 |
| Fettarmer Hüttenkäse (1%), 100 g | 73 |

### SALAT + GEMÜSE *(100 g, geputzt, roh)*

#### Salat

| | |
|---|---|
| Eisberg | 14 |
| Endivie | 12 |
| Kopfsalat | 12 |
| Radicchio | 14 |
| Rucola | 27 |
| sonstige Blattsalate | 13 |

#### Kohlsorten

| | |
|---|---|
| Blumenkohl | 21 |
| Broccoli | 43 |
| Chinakohl | 14 |
| Kohlrabi | 36 |
| Rotkohl | 23 |
| Weißkohl | 25 |
| Wirsing | 26 |

#### Sprossen

| | |
|---|---|
| Bambus | 18 |
| Sojasprossen (frisch) | 52 |

#### Pilze

| | |
|---|---|
| Champignons | 15 |

| | |
|---|---:|
| Pfifferlinge | 11 |
| Steinpilze | 20 |

### andere Gemüsesorten

| | |
|---|---:|
| Artischocke | 22 |
| Aubergine | 17 |
| Chicoree | 18 |
| Fenchel | 25 |
| Frühlingszwiebel | 30 |
| Gurke (alle Sorten) | 12 |
| Mangold | 25 |
| Paprika | 21 |
| Pak Choi | 14 |
| Petersilienwurzel | 20 |
| Sellerie (Stangen-) | 17 |
| Sellerieknolle (Wurzel) | 40 |
| Spinat | 17 |
| Tomate (alle Sorten) | 17 |
| Tomaten, getrocknet, ohne Öl | 64 |
| Radieschen | 15 |
| Zucchini | 19 |
| Zwiebeln (alle Sorten) | 27 |

### OBST *(100 g verzehrbarer Anteil, geputzt)*

| | |
|---|---:|
| Apfel (sauer) | 52 |
| Blaubeeren | 36 |
| Erdbeeren | 32 |
| Grapefruit | 50 |
| Orange | 43 |
| Orangensaft (frisch), 100 ml | 44 |
| Zitronensaft (frisch), 100 ml | 27 |

### SNACKS *(Achten Sie auf die Produktangaben!)*

| | |
|---|---:|
| 1 Scheibe Knäckebrot | 20–40 |
| Grissini, 100 g | ca. 360–390 |

### GEWÜRZE + KRÄUTER *(wie angegeben)*

| | |
|---|---:|
| Sojasoße, 1 Esslöffel | 11 |
| Essig (alle Sorten, zuckerfrei) | 20 |
| Gewürze (getrocknet), 1 Teelöffel | 3 |
| Kräuter (frisch), Portion 5 g | 3 |
| Tabasco, 100 ml | 70 |
| Sambal Oelek, 1 Teelöffel | 7 |
| Ingwer, 1 Teelöffel | 2 |
| Knoblauchzehe | 2 |
| Gemüsebrühe (fettfrei), 100 ml | 3 |
| Senf (alle Sorten), 1 Teelöffel | 4 |
| Meerrettichsoße (Konserve), 100 g | 53 |
| Tomatenmark, 1 Teelöffel | 4 |
| Wasabi (Paste), 100 g | 158–265 |

Werte aller Tabellen aus »Ernährung mit Spaß und Maß«, Lebensbaum Verlag, 2006, dem Bundeslebensmittelschlüssel 3.01 oder von Produktangaben.

# ! Wichtiger Hinweis:
# Globuli in höheren Potenzen

Mit großer Sorge sehe ich die Entwicklung, dass es immer mehr Anwender gibt, die die hCG Diät oder Stoffwechselkur mit homöopathischen Globuli in höheren Potenzen, meist einer C30, machen und dies zum Teil über Monate. Nach dem Motto: Höhere Potenzen schaden nicht, da sowieso keine Substanz mehr enthalten ist. Genau das Gegenteil ist der Fall. Je höher die Potenz, desto tiefgreifender die Wirkung auf den Organismus! Potenzen in dieser Höhe gehören in die Hände erfahrener Homöopathen und eine C30 wird normalerweise nur alle paar Tage oder 1 Mal wöchentlich, eingenommen, eine C200 gar nur einmal im Monat und auch nur dann, wenn sie von einem erfahrenen Homöopathen fachgerecht nach dem Ähnlichkeitsprinzip ausgewählt wurde.

Die Gefahr von Arzneimittelprüfungen mit erheblichen Beschwerden ist, bei unsachgemäßer Anwendung, einfach zu groß. Mit Gonadotropin wurde noch keine offizielle Arzneimittelprüfung mit Probanden durchgeführt, wie das normalerweise zum Erfassen der Symptome mit homöopathischen Substanzen, geschieht. Die erste offizielle Prüfung wird gerade durchgeführt. Wir wissen also im Moment noch nicht im Einzelnen, welche Symptome die wochenlange Einnahme von Gonadotropin an gesunden Menschen hervorbringt. Keiner kann vorhersagen, wie sich eine wochenlange Einnahme von Gonadotropin C30 z.B. auf die Fortpflanzungsfähigkeit und andere Bereiche auswirkt. Zudem reagiert jeder Mensch anders auf homöopathische Reize.

Bei mir mehren sich besorgte Anfragen von Menschen, die durch Gonadotropin C30 ungewollte Symptome entwickelt haben. Diese reichen von Schwindel, Atemnot, nächtliche Schweißausbrüche, Übelkeit, Schlappheit bis hin zu Herzrasen. Auch schwangerschaftsähnliche Symptome kamen vor.

Aus meiner jahrelangen Praxiserfahrung als klassische Homöopathin weiß ich, was passieren kann, wenn man wahllos über einen längeren Zeitraum mittlere und höhere Potenzen einsetzt. Ich warne ausdrücklich davor, die Diät mit homöopathischen Tropfen oder Globuli in höheren Potenzen zu machen. Heute kann man die Diät mit hormonfreien energetisierten Tropfen oder mit niedrig potenziertem Gonadotropin (D4 oder D6) machen.

Ihre Anne Hild

# Nützliche Links

Alle Informationen und Bezugsmöglichkeiten zum Thema Abnehmen mit hCG, AntiAging und natürliche Hormone finden Sie auf meiner Webseite:

www.hormony.de

Bezugsquellen für Tropfen, Vitamine, Vitalstoffe und Proteine:

www.hormonyshop.de
www.hormovita.de
www.hcg-tropfen.de
www.biovea.com
www.universalhcg.com
www.thehcgdrops.com
www.masteraminoacidpattern.info
www.platinumeurope.biz
www.naturheilmethode.com

# Literaturhinweise

**BERKSON, D. LINDSEY:** *Hormone Deception – How Everyday Foods and Products are Disrupting your Hormones*, Contemporary Books, USA, 2000

**BURGERSTEIN, LOTHAR, DR.:** *Burgersteins Handbuch Nährstoffe*, Haug Verlag, 2000

**BURNETT, DR. J. COMPTON:** *Die Wechseljahre der Frauen*, Schriftenreihe der Clemens von Bönninghausen-Akademie, Band 9, Verlag Müller & Steinicke, München, 1993

**CAMPOBASSO, ANDREAS:** *Stopp! Die Umkehr des Alterungsprozesses*, Goldmann Arkana, 2008

**CARPER, JEAN:** *Jungbrunnen Nahrung*, Econ Verlag, 1996

**FRIEDINGER, MARTINA UND MICHAEL:** *Entgiftung durch Pflanzen nach David Sandoval*, Verlag Denkmayer, 2003

**FRIEDINGER, MARTINA:** *Hippokrates Nahrung – Die Lebenskraft in Gräsern, Algen und Keimen*, Verlag Denkmayer, Linz, 2007

**FUCHS, NORBERT:** *Mit Nährstoffen heilen*, Ralf Reglin Verlag, Köln, 2001

**GEESING, DR. MED. HERMANN:** *Die beste Waffe des Körpers: Enzyme*, Herbig Gesundheitsratgeber, 1990

**HAHNEMANN, DR. SAMUEL:** *Organon der Heilkunst – Aude sapere*, Hrsg. Richard Haehl, Haug Verlag, Heidelberg, 1993

**HARTENBACH, PROF. DR. MED. WALTER:** *Die Cholesterinlüge*, Herbig Verlag, 2008

**HUBER, PROF. DR. MED. JOHANNES:** *Die Gesundheit der Frau, warum Frauen länger leben*, Verlag Carl Huber Überreuther, Wien, 2008

**HUBER, PROF. DR. MED. JOHANNES; GREGOR, ELISA:** *Die Männer-Macher – Die sensationelle Wirkung der Hormone auf Vitalität, Potenz und gutes Aussehen*, Midena Verlag, München, 2001

**LEE, DR. MED. JOHN R.:** *Natürliches Progesteron – Ein bemerkenswertes Hormon*, AKSE-Verlag, Oberhaching/München, 4. Auflage, 2007

**LEE, DR. MED. JOHN R.:** *Progesteron Therapie for Men*, by Hormons Etc., Phönix, USA, 2003

**LOSIER, MICHAEL, J.:** *Das Gesetz der Anziehung – Meister werden in der Kunst des Lebens*, Integral, 2007

**KUKLINKSI, BODO; VAN LUNTEREN, INA:** *Neue Chancen – Zellschutz und Antioxidantien*, Lebensbaum Verlag, 4. Auflage, 2000

**LIPTON, BRUCE H.:** *Intelligente Zellen – Wie Erfahrungen unsere Gene steuern*, Koha Verlag, Burgrain, 2009

**PLATT, DR. MED. MICHAEL:** *Die Hormon Revolution*, VAK Verlag, Kirchzarten bei Freiburg, 2009

**RISCH, GERHARD:** *Homöopathie ist (k)eine Kunst*, Verlag Müller & Steinicke, München, 1994

**RISCH, GERHARD:** *Homöopathik*, Pflaum Verlag, München, 1993

**RUSHTON, ANNA; BOND, DR. MED. SHIRLEY:** *Natürliches Progesteron – Fragen und Antworten*, TB Goldmann Verlag, 3. Auflage, 2000

**RYNEVELD, EDNA:** *Unbeschwerte Wechseljahre – Geheimnisse der Naturheilmethode* (Homöopathie und biologische Medizin), Haug Verlag, Heidelberg, 1997

**RYNEVELD, EDNA:** *Unbeschwerte Wechseljahre – Geheimnisse der Naturheilmethode* (Homöopathie und biologische Medizin), Haug Verlag, Heidelberg, 1997

**SCHEUERNSTUHL, DR. MED. ANNELIE; HILD, ANNE:** *Natürliche Hormontherapie*, Aurum Verlag, Bielefeld 2011

**SHEALY, DR. MED. C. NORMAN:** *Natural Progesterone Cream – Safe and Natural Hormone Replacement*, Keats Publishing, USA, 1999

**SIMEONS, A. T. W.:** *The action of Chorionic Gonadotrophin in the obese*, Lancet 1954, Nov 6; 267(6845), S. 946–947

**SIMEONS, A. T. W.:** *The original hCG-diet protocol, Pounds & Inches*, 7. Auflage, 1971

**TRUDEAU, KEVIN:** *The Weight Loss Cure – they don`t want you to know about*, Alliance Publishing Group Inc., 2007

**BILDNACHWEISE_ Fotolia.com:** Roman Sigaev (Titelmotiv); eyewave (S. 6); Cogipix (S. 4); seen (S. 22); Liv Friis-larsen (S. 69); Elenathewise (S. 72); volff (S. 75); unpict (S. 76); unpict (S. 83); Christian Jung (S. 84); Lucky Dragon (S. 85); sarsmis (S. 86); Barbara Pheby (S. 108); Barbara Pheby (S. 114); Doris Heinrichs (S. 115); HLPhoto (S. 118); Viktor (S. 121); HLPhoto (S. 124); robynmac (S. 127); zoommer (S. 131) | **iStockphoto.com:** KsenyaLim (S. 81); Juanmonino (S. 111); gbh007 (S. 112); margouillatphotos (S. 117); vikif (S. 122); cassp (S. 128); Wiktory (S. 129) | **Shutterstock.com:** Digivic (S.13)

# hCG Diät leicht gemacht – Dein 26-Tage-Online-Kurs!

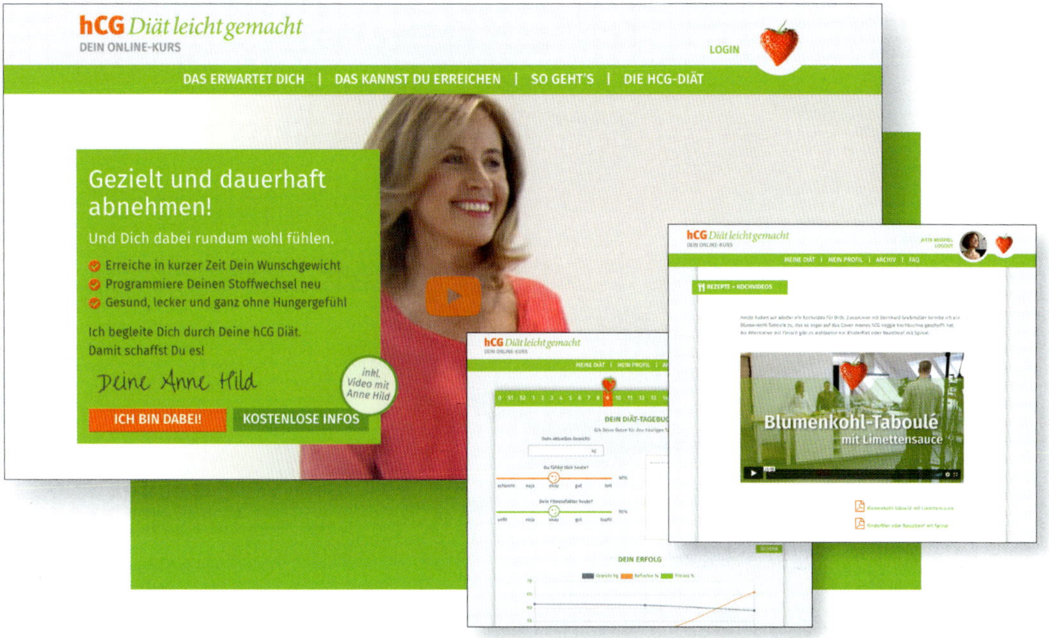

Du möchtest mit der hCG-Diät abnehmen und Dich darüber austauschen? Alle Deine persönlichen Fragen loswerden und kompetent und persönlich beraten werden?

Dann melde Dich ganz einfach zu meinem Online-Kurs an, in den Du jederzeit und und unkompliziert einsteigen kannst. Ich berate und begleite Dich vom ersten Tag an Schritt für Schritt und erkläre Dir alles Wichtige rund um die hCG-Diät und die einzelnen Phasen, die Du durchlaufen wirst.

Täglich erhältst Du von mir interessante und hilfreiche Informationen über Deinen Körper, Deinen Stoffwechsel, neue Impulse für Dein Essverhalten sowie zahlreiche Videos, in denen Du mit mir und anderen Experten gemeinsam kochst, Sport treibst oder meditative Übungen machst.

Ich freue mich auf Dich!

*Deine Anne Hild*

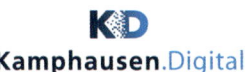

www.hcg-easy.de

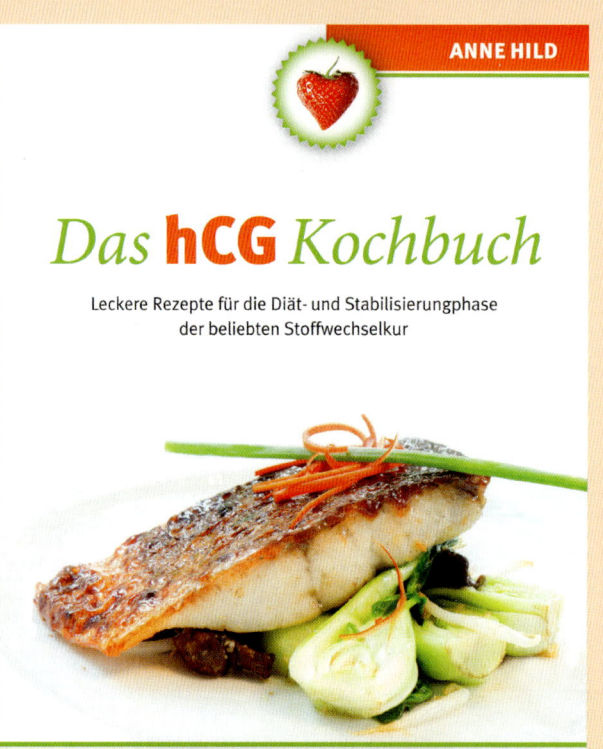

Wie kann ich während der hCG-Diät mit einer beschränkten Auswahl an geeigneten Lebensmitteln und vor allem ohne Fett, Zucker und Kohlenhydrate trotzdem schmackhaft essen? Welche Zutaten und Rezepte eignen sich für die Zeit nach der Diät, wenn ich weiterhin Kohlenhydrate reduzieren soll? Anne Hild hat in ihrem 2014 erschienenen Buch »Das hCG Kochbuch« eine umfangreiche Rezeptsammlung zusammengestellt und jahrelange eigene Erfahrung mit eingebracht. Alle Rezepte lassen sich schnell und einfach zubereiten. Und auch Vegetarier und Veganer, die die hCG-Diät machen wollen, werden hier fündig.

### Anne Hild
### Das hCG Kochbuch
196 Seiten · Broschur
ISBN 978-3-89901-890-5

www.aurum.de

**J. Kamphausen** | Mediengruppe

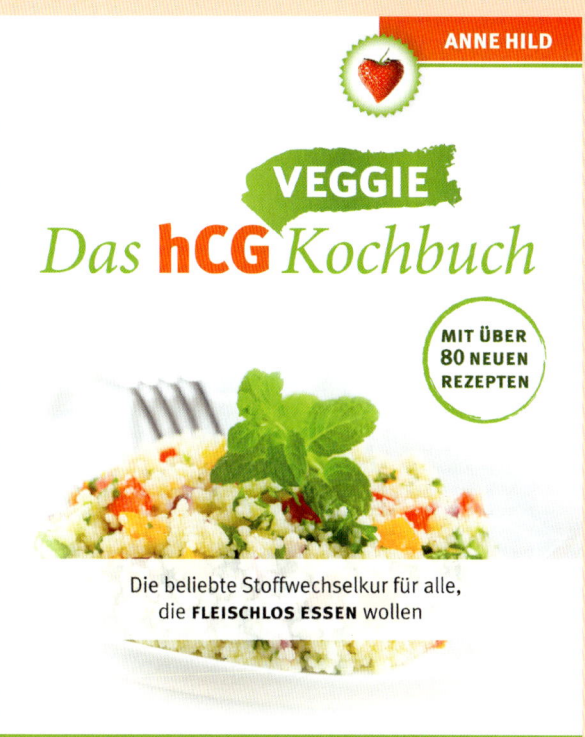

Schon tausende Menschen haben erfolgreich die hCG-Diät gemacht. Während der Diät haben sie verschiedene Dinge gelernt: Im Fokus stehen die Gewichtsreduktion und ein neues Körpergefühl. Durch die spezielle Diät haben sie neue Zubereitungsarten, Lebensmittel und Gewürze kennengelernt und erfahren, dass man auch ohne Kohlenhydrate satt werden kann. Oft hat sich ein größeres Bewusstsein für die richtige Ernährung herausgebildet. Viele sehen nun auch ihren Fleischkonsum kritischer. **Für diese und alle vegetarischen oder veganen Leserinnen und Leser hier nun endlich das Kochbuch ausschließlich mit vegetarischen Rezepten.** Gewohnt einfallsreich und doch einfach in der Zubereitung zeigt die Bestsellerautorin, dass eine vegetarische Ernährung auch während der hCG-Diät nicht nur möglich, sondern auch köstlich ist. Das Buch enthält Rezepte für die Diät- und die Stabilisierungsphase.

Anne Hild
### Die hCG Diät – vegetarisch
180 Seiten · Broschur
ISBN 978-3-95883-075-2

www.aurum.de
J. Kamphausen | Mediengruppe

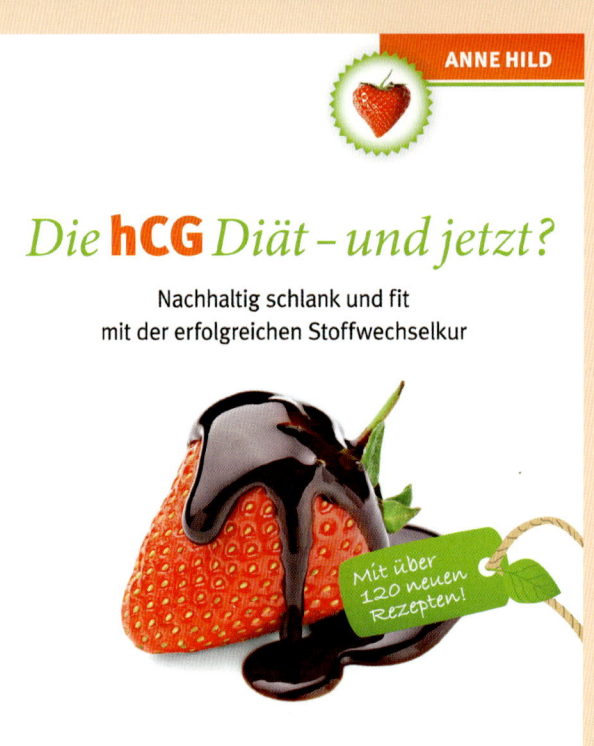

**D**as Ende der Diät ist erst der Anfang! Tausende Menschen haben mittlerweile erfolgreich die hCG-Diät gemacht und dabei viel über kohlenhydratfreies Essen, alternative Zubereitungsformen und Gewürze gelernt. Das Körpergefühl hat sich verändert und die Welt wird nun insgesamt anders wahrgenommen. Und jetzt? Wie geht es weiter? Wie kann das Gewicht gehalten werden? Wie kann diese neue Ernährung fest ins Leben integriert werden?
Dieses Buch beantwortet diese zentralen Fragen, die jeden bewegen, der erfolgreich eine Diät abgeschlossen hat. Es bietet praktische Alltagsstrategien, konkrete Tipps und Hinweise, um den Abnehmerfolg dauerhaft zu halten und die Stoffwechselumstellung zu stabilisieren. Das Ende der hCG-Diät ist also nicht das Happy End, sondern der Beginn eines völlig neuen Körperbewusstseins.

Anne Hild
**Die hCG Diät – und jetzt?**
248 Seiten · Broschur
ISBN 978-3-89901-984-1

www.aurum.de
**J. Kamphausen** Mediengruppe

# Im Gleichgewicht

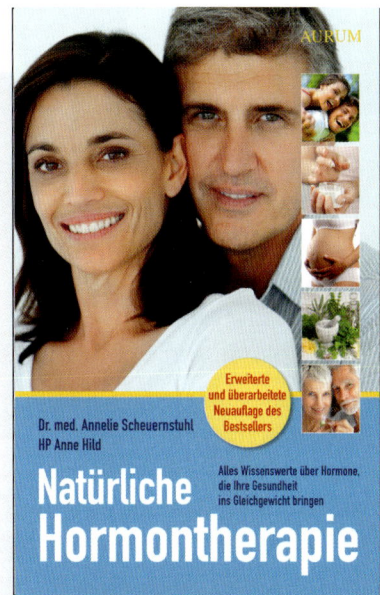

**Hormone sind Regisseure unseres Lebens.**

Die Erkenntnisse großer Hormonstudien haben zu einer allgemeinen Verunsicherung gegenüber künstlichen Hormonen geführt — und dies zu Recht! Unbeachtet von der Schulmedizin, aber bereits seit Jahren bekannt, ist die Möglichkeit, mit bioidentischen, natürlichen Hormonen Ungleichgewichte zu behandeln.

Dieses Buch zeigt konkret und praktisch, wie wir unsere Hormone im Gleichgewicht halten, Hormonstörungen leicht erkennen und behandeln können und somit zu einem körperlichen und geistigen Wohlbefinden gelangen.

Dr. med. Annelie Scheuernstuhl, HP Anne Hild
**Natürliche Hormontherapie**
Alles Wissenswerte über Hormone, die ihre Gesundheit nebenwirkungsfrei ins Gleichgewicht bringen können
256 Seiten, Broschur
ISBN 978-3-89901-958-2

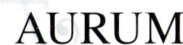

www.aurum.de

# Altern ohne Angst

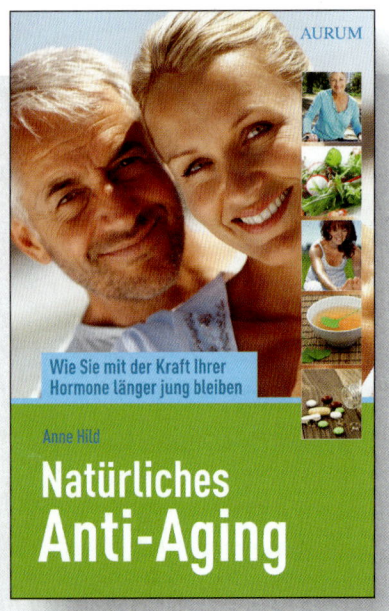

Wie bleibe ich länger jung? Was kann jede Frau und jeder Mann tun, damit die Hormone auch im Alter im Gleichgewicht sind? Gibt es so etwas wie den Jungbrunnen?

Hier kommen klare Antworten für ein gesundes, erfülltes und damit auch längeres Leben. „Better-Aging" im besten Wortsinn.

Unsere Hormone spielen bei diesem Prozess eine tragende Rolle. Wir alle wollen unser Altern verlangsamen. Nicht nur um das Leben zu verlängern, sondern um mit zunehmendem Alter weiterhin ein gutes und gesundes Leben zu führen.

Anne Hild
**Natürliches Anti-Aging**
Wie Sie mit der Kraft Ihrer Hormone länger jung bleiben
264 Seiten, Broschur
ISBN 978-3-89901-758-8

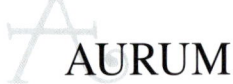

www.aurum.de